# BIG PHARMA
# DÉMASQUÉ !

ISBN : 978-2-8132-2449-1



Note de l'éditeur : L'auteur et l'éditeur déclinent toute responsabilité provenant directement ou indirectement de l'utilisation de ce livre. Les déclarations faites par l'auteur concernant les produits, les processus, méthodes de traitements ne sauraient se soustraire à un avis médical.

www.editions-tredaniel.com
info@guytredaniel.fr
www.facebook.com/editions.tredaniel
@editions_tredaniel

Cet ouvrage a été achevé au 22 février 2021. Il ne prend donc pas en compte les nouvelles informations parues après cette date.

XAVIER BAZIN

# BIG PHARMA DÉMASQUÉ !

## DE LA CHLOROQUINE AUX VACCINS, LA CRISE DU CORONAVIRUS RÉVÈLE LA FACE NOIRE DE NOTRE SYSTÈME DE SANTÉ

Préface du Dr Éric Ménat

*Deuxième édition*

Guy Trédaniel éditeur
19, rue Saint-Séverin
75005 Paris

# SOMMAIRE

Préface du Dr Ménat 11

Introduction 15

## Scandale n° 1

## L'hydroxychloroquine diabolisée, en pleine épidémie, malgré une efficacité avérée : une histoire en 5 actes

# **Acte 1** • En pleine pandémie, la France interdit de prescrire le médicament le plus prometteur 27

# **Acte 2** • LancetGate : des études frauduleuses torpillent l'hydroxychloroquine 33

*En 2019, l'hydroxychloroquine était mondialement reconnue comme sûre* 34

*Des effets indésirables rares, connus et parfaitement évitables* 35

*Des médecins testent l'hydroxychloroquine à des doses mortelles !* 36

*Une étude frauduleuse publiée dans le plus grand journal médical au monde* 38

# **Acte 3** • Les essais cliniques français ont-ils été stoppés pour masquer l'efficacité de l'hydroxychloroquine ? 43

*Une autre étude stoppée montrait une mortalité divisée par deux avec l'hydroxychloroquine* 45

# **Acte 4** • Au retour de l'épidémie, l'ANSM refuse d'autoriser l'hydroxychloroquine, malgré de nombreuses preuves d'efficacité 51

*En prévention, l'hydroxychloroquine semble éviter les infections* 52

*Hospitalisations et décès : regardons de plus près les études randomisées* 55

*Études observationnelles : feriez-vous confiance à l'expert qui a défendu le Médiator ?* 59

*Ce qui s'est passé en Ehpad est particulièrement révélateur* 63

*Un traitement utilisé dans le monde entier... avec succès* 65

# **Acte 5** • Le hold-up du laboratoire Gilead avec son remdésivir à 2 000 euros 71

*En octobre, l'inefficacité du remdésivir est désormais CERTAINE, mais l'Union européenne en achète pour 1 milliard d'euros !* 76

*La pieuvre Gilead : la plupart des experts français ont touché de l'argent !* 78

*À la télé, et dans les coulisses du pouvoir : priorité aux experts en conflit d'intérêts* 80

**Scandale n° 2**

**L'omerta généralisée sur la prévention et les remèdes naturels efficaces, comme la vitamine D**

# La vitamine D, le remède scandaleusement oublié 89

*L'Académie de médecine enfonce le clou – mais le silence continue* 93

*En prévention, la vitamine D peut réduire de moitié le risque d'infection au coronavirus* 94

*La vitamine D, le meilleur rempart contre les formes graves de la maladie* 96

*En traitement : incroyables résultats d'une étude espagnole randomisée* 97

# Le zinc et autres micronutriments clés contre le coronavirus 101

*Beaucoup de médecins à travers le monde ont soigné la Covid aussi avec du zinc* 103

*Un multivitamines pour toutes les personnes à risque, une solution logique mais ignorée* 106

# Alimentation et activité : ces gestes de prévention élémentaire dont on vous a privé 109

*Obésité, sucre dans le sang et Covid : les liens sont prouvés !* 111

*Quelle occasion manquée : ils utilisent la peur pour vous masquer mais pas pour améliorer votre santé !* 112

# Autres traitements négligés : la quercétine, la propolis, les huiles essentielles et autres remèdes naturels 117

*De la propolis dans le nez, dans la gorge et à avaler* 119

*La puissance des huiles essentielles contre les infections* 121

*Et d'autres remèdes naturels encore* 123

# Refus de soin, confinement et paracétamol : un crime contre l'immunité 125

*Comment le confinement strict affaiblit le système immunitaire* 125

*Les Français placés sous cloche, comme les rats du Pr Laborit* 127

*Le scandale du paracétamol, seul médicament recommandé à domicile* 130

*Face à la Covid-19, le paracétamol risque de faire des dégâts* 133

## Scandale n° 3

## L'obsession coûteuse et imprudente pour la vaccination généralisée


# Cette étrange focalisation sur le vaccin, dès le début de l'épidémie 145

*Les essais cliniques ne nous disent pas grand-chose de l'efficacité du vaccin* 150

*Quand le virus mute, les vaccins peuvent devenir totalement inefficaces* 152

*Et si le vaccin arrive après la bataille ?* 156

# Avec une efficacité aussi incertaine, il faut une sécurité totale 159

*L'inquiétant précédent du vaccin contre la grippe H1N1* 161

*Malgré des accidents graves, AstraZeneca est autorisé à poursuivre !* 163

*Les vaccins ADN et ARN : une EXPÉRIMENTATION sur l'être humain* 166

*Le risque collectif dont on ne parle pas assez : la recombinaison virale* 170

*Le problème de la vaccination généralisée, dans la pratique* 171

*Les failles des essais cliniques : une alerte publiée dans le journal Science* 174

*Début 2021 : des morts suspectes et des réactions allergiques très inquiétantes* 177

*Face aux variants : le spectre des anticorps qui aggravent la maladie* 182

# Vaccins Covid-19 : tout ça pour ça ? 185

## Bas les masques

## Comment Big Pharma manipule la science, les autorités et les médias


# Comment Big Pharma a réussi son emprise 193

*Des médecins de terrain aux grands spécialistes, la patte de Big Pharma* 194

*C'est Big Pharma qui fait la carrière des grands « pontes »* 196

*La science « déformée » pour servir les intérêts de Big Pharma* 200

*Tous ceux qui ont enquêté l'affirment : la corruption est systémique* 205

# Comment Big Pharma règne en maître sur le médicament 209

*Des centaines de médicaments inutiles et dangereux continuent d'être vendus* 210

*Depuis vingt ans, les apports de l'industrie à la santé publique sont négligeables* 212

*« Cela n'intéresse personne d'utiliser des médicaments anciens »* 216

*Les percées médicales du XXIe siècle seront « naturelles »* 219

# Le vaccin, nouvelle poule aux œufs d'or de Big Pharma 223

*Le précédent du vaccin contre le sida* 224

*Contre les maladies de l'hiver, l'obsession catastrophique sur le vaccin* 226

*Même les vaccins les plus efficaces ne sont pas vitaux : l'exemple de la rougeole* 229

*Le rêve illusoire et dangereux d'éradiquer les maladies infectieuses* 231

Conclusion : le combat du XXIe siècle 237

*Réveillons-nous ! Voici la vie qu'ils veulent nous imposer* 237

*Et si on essayait autre chose ?* 243

Ouvrages cités 247

# PRÉFACE DU DR MÉNAT

Xavier Bazin suit l'évolution de la pandémie avec son œil perçant et son raisonnement aiguisé depuis le début de ce drame humain que nous vivons tous, pour nous en faire une synthèse percutante dans cet ouvrage que toute personne qui veut prendre en main sa propre santé devrait lire.

Pourquoi drame humain? Parce que des dizaines de milliers de personnes sont mortes en France sans qu'à aucun moment on tente de lutter contre la maladie elle-même. Le seul moyen proposé par nos dirigeants: se confiner, s'isoler, et prier pour que le virus ne s'arrête pas chez nous!

On peut comprendre qu'en janvier 2020, on ait fait des erreurs par manque de connaissance. Moi-même, je me souviens d'une réunion de famille fin janvier où je pensais que ce SARS-CoV-2 ne serait pas pire que le SARS-CoV-1.

Mais ce nouveau virus s'est révélé être curieusement sournois et particulièrement contagieux. Malgré tout, nous avons appris rapidement à le connaître, et plusieurs équipes dans le monde ont publié des études sur les différents traitements préventifs et curatifs possibles. Dès le mois de mars, le Pr Didier Raoult, reprenant en particulier les études chinoises, nous expliquait que l'association hydroxychloroquine-azithromycine pouvait être efficace pour détruire ce virus.

Nous avons vite compris également que les malades ne mouraient pas à cause du virus lui-même, mais à cause de la réaction immunitaire et inflammatoire déclenchée par le virus. Ce qui voulait dire que la lutte contre le virus devait absolument se faire en amont, avant l'arrivée à l'hôpital, avant les signes d'aggravation et d'insuffisance respiratoire.

Et malgré ces évidences, qu'avons-nous fait? Avons-nous tenté de soigner précocement? Non, nous avons confiné sans chercher à augmenter les défenses de la population contre le virus. Nous avons déconseillé aux malades de consulter leur médecin. Nous avons interdit aux médecins de prescrire l'hydroxychloroquine, et nous avons même validé l'utilisation d'un médicament hors de prix, le remdésivir, sans aucune preuve de son efficacité.

Évidemment, on pourrait me dire qu'il est facile de tenir ces propos maintenant que nous en avons les preuves, mais qu'à l'époque ce n'était pas aussi simple de prendre les bonnes décisions.

Certes ! Mais tout ce que je dis aujourd'hui avait été énoncé dès le mois de mars 2020. Alors, pourquoi avons-nous fait systématiquement les mauvais choix ? Pour quelles raisons ? Sous l'influence de quel mauvais génie nos experts se sont-ils tant trompés ?

Et si nous tentons d'être tolérants, bienveillants vis-à-vis de tous ces décideurs qui n'ont pas su anticiper, qui n'ont pas su interpréter les études et qui ont laissé les Français sans aucun traitement ni préventif ni curatif, que penser malgré tout de leurs attitudes et de leurs décisions lors du 2^e^ pic de l'épidémie. Depuis la fin du 1^er^ pic, nous avons eu plus de 40 000 morts ! Combien auraient pu être sauvés en agissant autrement ?

Car si on pouvait avoir des doutes en mars, ce n'était plus le cas en septembre 2020 ! Et pourtant, la politique choisie est restée la même ! Rejet de l'hydroxychloroquine, puis de l'ivermectine, critiques et mêmes attaques contre ceux qui osent la défendre comme le Pr Raoult ou le Pr Perronne. Et surtout, aucune proposition de prévention alors que nous allions débuter la saison froide.

Pourtant, là aussi, comme le détaille très bien Xavier Bazin, beaucoup de spécialistes, beaucoup d'études ont montré que la vitamine D ou le zinc pouvaient être efficaces en prévention. Même l'Académie de médecine s'est fendue d'un rapport sur la vitamine D. Et qu'a fait le ministère de la Santé ? RIEN ! Juste compter les malades et les morts en manipulant tellement les chiffres qu'on ne sait même plus où est la vérité.

Et c'est dans ce contexte de manquements successifs, d'aveuglement de nos experts, que nous en arrivons à la phase vaccinale. Peut-on encore faire confiance à ces mêmes experts quand ils nous conseillent de nous faire vacciner ?

Et si toute cette gestion sanitaire incompréhensible, pour ne pas dire catastrophique, n'avait été orchestrée que pour en arriver là : vacciner la population mondiale ? Un extrait des *Guignols de l'info* qui date d'il y a plus de dix ans circule beaucoup actuellement sur les réseaux sociaux, car il dit tout haut ce que beaucoup finissent par penser tout bas : avons-nous été manipulés pour le plus grand bénéfice des firmes pharmaceutiques et de leurs dirigeants ?

L'enquête méticuleuse et parfaitement illustrée de Xavier Bazin nous apporte plusieurs réponses claires et objectives. Car si je ne suis pas un grand fan des réseaux sociaux, il faut leur reconnaître une qualité (qui est souvent aussi un défaut) : ils n'oublient rien !

Nous avons donc les preuves et les écrits ou les paroles de tous les experts impliqués dans cette histoire. Et personne ne pourra dire qu'on ne savait pas. Nous pouvons, grâce à Internet, suivre les courbes des actions des laboratoires au fil des communiqués de presse. Nous avons même accès aux chiffres recensant les centaines de millions de plus-values qu'ont réalisées les dirigeants des principales firmes pharmaceutiques.

Alors, peut-être ont-ils juste profité de la situation, mais on a le droit de se poser la question : pourquoi tant d'amateurisme et de décisions incompréhensibles dans la gestion de la crise sanitaire que nous subissons depuis un an ? Pour paraphraser le Pr Christian Perronne : y a-t-il une erreur qu'ils n'ont pas commise ?

À ces questions, Xavier Bazin nous livre ses réponses factuelles et nous montre avec talent et sans langue de bois les raisons de ces décisions qui n'ont pas été des erreurs pour tout le monde !

Dr Éric Ménat

# INTRODUCTION

Scène sidérante sur la chaîne M6, à l'été 2020. Marc Simoncini, entrepreneur à succès devenu une des plus grandes fortunes de France, prend la parole, l'air sévère :

> **Il y a vingt ans, on est venu me voir pour savoir si en donnant des vitamines et compléments alimentaires aux enfants dans les écoles, on arriverait à réduire le cancer vingt ans plus tard. Parce qu'on se demandait si les vitamines permettaient d'avoir moins de cancers.**
> **Il a fallu beaucoup d'argent pour ça. On est allé voir les laboratoires pharmaceutiques en leur disant, on a besoin d'argent pour développer cette étude.**
> **Je me rappelle être allé voir le patron du plus grand laboratoire français en lui demandant 150 000 francs à l'époque pour financer cette étude.**
> **Il m'avait reçu dans son bureau avec des chaussettes en soie rose, je m'en souviendrai toujours. Et il m'avait dit : pourquoi voulez-vous que j'évite le cancer des enfants puisque mon métier, c'est de vendre des médicaments une fois qu'ils l'ont[1] ?**

Si cette histoire vous paraît difficile à croire, voire « complotiste », c'est probablement que vous avez une vision un peu datée de l'industrie pharmaceutique.

Les laboratoires pharmaceutiques ne sont plus ces entreprises de taille moyenne, dirigées par des ingénieurs ou des visionnaires aux objectifs parfois généreux et philanthropiques.

Tout a basculé dans les années 1980, quand les firmes pharmaceutiques ont commencé à fusionner entre elles. Ces fusions et acquisitions ont donné naissance à de grandes multinationales

---

1. https://www.alnas.fr/actualite/sante/qui-veut-etre-mon-associe-un-animateur-denonce-les-abus-des-laboratoires-pharmaceutiques/ La véracité de ce récit peut difficilement être contestée, dans la mesure où M. Simoncini en a également fait état dans son autobiographie, *Une vie choisie*.

comme Pfizer, Sanofi, Merck & Co et Glaxo-Smithkline (GSK), dirigées par des actionnaires anonymes, uniquement préoccupés par la rentabilité financière.

Ces entreprises géantes ont commencé à être surnommées « Big Pharma », car elles étaient devenues plus riches que de nombreux États dans le monde, avec la possibilité de dépenser des dizaines de milliards d'euros en marketing et en lobbying.

C'est comme cela qu'elles ont pu développer une influence tentaculaire sur la médecine universitaire, la recherche scientifique, les grands médias, les autorités de santé et les responsables politiques.

Et c'est ainsi que les scandales liés aux médicaments se sont multipliés, comme le Médiator, la Dépakine et la pilule Diane 35 en France, ou le Vioxx aux États-Unis.

Mais ce que la plupart des gens ne savent pas, c'est que ces scandales ne sont que la *partie émergée* d'un immense iceberg d'influence et de corruption.

Ce n'est pas faute de lanceurs d'alertes ni d'analyses convaincantes. En France, un ancien cadre de l'industrie pharmaceutique, le Dr Bernard Dalbergue, a dénoncé ces dérives dans *Omerta dans les labos pharmaceutiques* (2014). Le Pr Philippe Even en France a tiré la sonnette d'alarme sur ces « *Corruptions et crédulité en médecine*[2] » (2015). À l'étranger, l'Union européenne et l'ONU ont publié des rapports cinglants sur la corruption et l'influence démesurée de l'industrie pharmaceutique.

Mais ils n'ont pas été écoutés, et encore moins entendus. Jusqu'à cette fameuse année 2020. Il a fallu la crise de la Covid-19 pour qu'une partie des médecins et de la population ouvre enfin les yeux.

Car la fameuse question du P.-D.G. d'un Big Pharma : « *Pourquoi voulez-vous que j'évite le cancer des enfants puisque mon métier, c'est de vendre des médicaments une fois qu'ils l'ont ?* », a été méthodiquement appliquée à la crise de la Covid-19.

---

2. *Corruptions et crédulité en médecine : stop aux statines et autres dangers*, Cherche-Midi, 2015.

Pourquoi essayer de *prévenir* les infections liées à la Covid-19, par exemple avec la très efficace vitamine D, puisque le métier de Big Pharma est de vendre des vaccins à sept milliards d'habitants ?

Pourquoi *traiter précocement* les malades avec des médicaments anciens peu coûteux comme l'hydroxychloroquine ou l'ivermectine, si la rentabilité de Big Pharma passe par des molécules à 2 000 euros, comme le remdésivir de Gilead – et tant pis s'il est inefficace et toxique ?

Et plus généralement, pourquoi encourager les citoyens à *renforcer leurs défenses immunitaires* par des gestes simples et peu coûteux, si cela risque de réduire les profits de Big Pharma ?

Voilà comment raisonne l'industrie pharmaceutique. Et après tout, que des entreprises privées cherchent à maximiser leur profit ne devrait surprendre personne.

Le problème est que le secteur pharmaceutique est devenu tellement puissant qu'il est parvenu à diffuser l'idéologie *qui sert ses intérêts* dans l'ensemble du système politique, médiatique et sanitaire. Pour le dire autrement, Big Pharma façonne nos croyances, sans que l'on s'en rende compte.

Dans un rapport ravageur sur l'influence des laboratoires sur la santé publique, la Chambre des Communes britannique expliquait déjà en 2005 que la « *médicalisation de la société, c'est-à-dire la croyance que tout problème requiert un traitement médical peut être attribuée en partie aux activités de l'industrie pharmaceutique*[3] ».

Comme vous allez le découvrir dans ce livre, tout indique que la crise de la Covid-19 pouvait être largement *contenue* avec des gestes simples et des remèdes bon marché, que l'on connaissait de longue date.

L'exemple le plus frappant est celui de la vitamine D : plus de quarante études scientifiques internationales, publiées entre avril et novembre 2020, ont montré l'importance capitale de

---

3. https://publications.parliament.uk/pa/cm200405/cmselect/cmhealth/42/42.pdf

cette simple vitamine pour éviter des infections, des hospitalisations et des morts de la Covid-19.

En France, le Pr Annweiler du CHU d'Angers a montré en octobre 2020 qu'une supplémentation de vitamine D dans les maisons de retraite pouvait diminuer le nombre de morts lié à la Covid-19 de 90 %. Une réduction de 90 % signifie qu'on aurait pu éviter 9 morts sur 10 en Ehpad.

Mais étrangement, le président Emmanuel Macron n'a pas annoncé une distribution immédiate de vitamine D à deux euros dans les maisons de retraite. À la place, il a annoncé un plan de vaccination dans ces établissements à partir du mois de janvier 2021, alors qu'il n'avait pas la moindre idée de l'efficacité du vaccin sur les plus de 80 ans, et encore moins de ses effets indésirables.

Et il n'y a pas que la vitamine D. D'autres molécules naturelles et sans risque ont démontré une réelle efficacité en prévention de la Covid-19, comme la vitamine C, le zinc, le sélénium ou encore la quercétine.

Cela veut dire qu'un simple complément alimentaire multivitaminé, regroupant toutes ces vitamines et minéraux, aurait pu être distribué à la population à moindre coût et éviter des milliers d'hospitalisations et de morts.

Le coût pour les finances publiques aurait été *cent fois inférieur* aux dépenses liées aux vaccins – dont on savait pourtant dès le départ qu'ils arriveraient trop tard, après deux vagues épidémiques et l'apparition de nouveaux variants.

Malgré toutes les preuves scientifiques assemblées depuis des décennies, on a refusé de faire de la prévention des infections, avec les gestes et molécules qui renforcent nos défenses immunitaires.

Mais on est allé plus loin encore, avec une décision inédite dans l'Histoire : on a empêché les médecins généralistes de traiter leurs patients atteints de la Covid-19.

En effet, en mars 2020, la consigne officielle était la suivante : « Restez chez vous, n'appelez pas votre médecin, prenez du paracétamol, et appelez le 15 si vous avez du mal à respirer. » Ce qui a été résumé par des médecins de terrain en colère comme la consigne des 4 D : « Domicile, Doliprane, Dodo, Décès. »

Pire : le gouvernement a interdit aux médecins de prescrire l'hydroxychloroquine mise en avant par le Pr Raoult, dont le bénéfice-risque apparaissait pourtant très favorable dès le départ, avec un retour d'expérience convaincant des autorités chinoises.

À l'automne, malgré l'accumulation des preuves scientifiques, on a encore continué de priver la population de remèdes préventifs et curatifs efficaces.

Le 4 décembre 2020, un groupe de grands médecins américains a organisé une conférence de presse pour diffuser ce message capital à la population : contrairement à ce qu'on vous dit, il existe bien un traitement préventif et curatif extrêmement efficace contre la Covid-19.

Ce groupe de médecins s'est appuyé sur les centaines d'études scientifiques publiées dans le monde entier, ainsi que leur propre expérience face aux malades de la Covid-19. Et ils ont conclu à l'efficacité incontestable d'un protocole à base d'ivermectine (un vieux médicament bien connu), et des molécules naturelles suivantes : vitamine D3, vitamine C, quercétine, zinc et mélatonine[4].

Et l'hydroxychloroquine ? Elle figurait dans la première version de leur protocole, mais l'ivermectine leur est apparue *encore plus efficace* après la publication de cinq études réalisées selon les standards les plus fiables de la recherche scientifique. Ces études, tenez-vous bien, ont montré que l'ivermectine réduit la mortalité de 60 à 90 %, ce qui veut dire que ce médicament aurait pu diviser par trois le nombre total de morts de la Covid-19[5].

Appliqué au cas français, cela veut dire qu'on aurait pu avoir 25 000 morts de la Covid-19 en France, au lieu de 80 000 en février 2021. Dans ce cas, la Covid-19 serait passée relativement inaperçue, comme une de ces années de « mauvaise grippe », avec une légère surmortalité.

---

4. https://covid19criticalcare.com/wp-content/uploads/2020/12/FLCCC_Alliance-I-MASKplus-Protocol-FRANCAIS.pdf
5. https://c19ivermectin.com/

L'expérience des médecins en première ligne et les conclusions des études scientifiques internationales ont donc prouvé qu'il y avait bien une solution pour éviter la surcharge des hôpitaux, les morts et le confinement.

En prévention, cette solution était sous nos yeux depuis le début, avec des vitamines et des minéraux connus depuis des décennies pour renforcer notre système immunitaire.

En traitement, la solution est rapidement apparue, avec ces médicaments anciens comme l'hydroxychloroquine et l'ivermectine, très vite repérés par les médecins de terrain, mais étrangement ignorés ou combattus par les autorités et autres « conseils scientifiques ».

Il était donc possible d'éviter des milliers de morts au printemps 2020. Grâce au recul obtenu dans les mois qui ont suivi, il était encore plus aisé d'éviter le reconfinement de l'automne 2020 et toutes les catastrophes humaines et économiques qui en ont découlé.

La solution était là, aveuglante, mais elle ne faisait pas les affaires de Big Pharma, qui règne désormais en maître sur la pensée médicale occidentale.

Je sais que c'est difficile à croire. C'est pour cela que j'ai rassemblé toutes les preuves, dans ce livre, avec plus de 350 sources et références scientifiques.

Je comprendrais que vous soyez sceptique, à la lecture de ces quelques lignes d'introduction. Je le comprends d'autant mieux que j'étais aussi sceptique que vous, il n'y a pas si longtemps.

Ce n'est pas sur les bancs de Sciences Po que l'on m'a appris à me méfier de l'industrie pharmaceutique, et encore moins de la dérive de notre système de santé en place depuis trente ans.

Il a fallu que j'en fasse l'épreuve dans ma chair. Il y a une quinzaine d'années, j'ai été frappé d'un mal lancinant : une fatigue chronique, des variations d'humeur inhabituelles et un brouillard cérébral handicapant qui pénalisait mon travail.

Comme des millions de Français à la recherche d'un diagnostic, j'ai subi ce qu'on appelle « l'errance médicale » : j'ai été examiné par des dizaines de médecins ; j'ai passé plusieurs nuits à faire des tests complets dans plusieurs hôpitaux parisiens ; j'ai essayé les traitements médicaux classiques que l'on m'a prescrits, y compris des antidépresseurs, alors que j'ai toujours eu un tempérament heureux et optimiste. Sans le moindre résultat.

C'est donc contraint et forcé que j'ai fini par sortir des sentiers battus de la médecine officielle. J'ignorais alors que c'était la chance de ma vie. J'ai rencontré des médecins de grand talent, formés à la micronutrition, à la phytothérapie ou à l'aromathérapie. Des médecins beaucoup plus modestes, qui acceptent de dire qu'ils ne « savent pas », mais qui sont convaincus qu'ils peuvent toujours vous aider, quel que soit votre mal, en renforçant la capacité de votre propre corps à guérir.

C'est ainsi que j'ai découvert que j'étais carencé sans le savoir en vitamine D, comme des millions de Français, alors que cette vitamine est précieuse pour éviter les infections hivernales… mais aussi pour éloigner le cancer et bien d'autres pathologies encore.

Après des changements dans mon mode de vie, et un rééquilibrage de mes carences en vitamines et minéraux indispensables, j'ai enfin ressenti un net progrès.

J'ai pu reprendre mon travail à plein temps, et me suis reconverti en journaliste scientifique pour sensibiliser le grand public à la puissance des solutions naturelles, dramatiquement ignorées par la plupart des médecins.

J'ai eu la chance de travailler avec un réseau international de chercheurs indépendants, de médecins et de pharmaciens éclairés et de thérapeutes de terrain, qui m'ont permis d'y voir de plus en plus clair sur la dérive de notre système de santé.

Et cela fait près de cinq ans qu'avec leur aide, j'écris chaque semaine la lettre *Santé Corps Esprit*, envoyée gratuitement à des milliers de professionnels de santé, mais aussi à des centaines de milliers de citoyens ordinaires, qui souhaitent prendre leur santé en main, avec des informations indépendantes.

Voilà pourquoi, en février 2020, j'ai pu décrypter la crise sanitaire en dehors de la pensée unique façonnée par Big Pharma.

Je savais qu'il existait des solutions naturelles éprouvées contre tous les virus – ce qui m'a permis, trois mois avant l'Académie de médecine, de recommander à tous mes lecteurs de prendre de la vitamine D, ainsi que d'autres molécules dont l'intérêt contre la Covid-19 n'a été validé que bien plus tard.

Je connaissais les méthodes de l'industrie pharmaceutique, et sa capacité à étouffer les solutions qui lui font concurrence. J'ai donc immédiatement perçu dans le Pr Raoult la grande voix indépendante des laboratoires pharmaceutiques, qui allait permettre d'enfoncer un coin dans le discours officiel, et d'aider à ouvrir les yeux des Français sur la face noire de notre système de santé.

Semaine après semaine, j'ai dénoncé dans mes lettres les attaques invraisemblables contre l'hydroxychloroquine, la promotion absurde du remdésivir à 2 000 euros, l'étrange obsession pour la vaccination et la scandaleuse omerta sur les solutions naturelles contre la Covid-19.

Dans ce livre, j'ai rassemblé toutes ces analyses, pour vous raconter la véritable histoire de cette épidémie – celle que l'on a soigneusement évité de vous révéler.

C'est l'histoire d'une manipulation à grande échelle, qui a causé des milliers de morts et des ravages sanitaires et économiques.

C'est l'histoire d'un système de santé dévoyé par Big Pharma qu'il est urgent de démasquer.

# SCANDALE Nº 1

## L'hydroxychloroquine diabolisée, en pleine épidémie, malgré une efficacité avérée

“

C'est « *le plus grand scandale depuis un siècle sur le plan scientifique* », selon Philippe Douste-Blazy, cardiologue et ancien ministre de la Santé.

Lorsqu'il prononce cette phrase[1], il parle de la diabolisation de l'hydroxychloroquine, ce vieux médicament mis en avant par le Pr Raoult, préconisé contre la Covid-19.

L'histoire de l'hydroxychloroquine contient tous les ingrédients du scandale : la corruption des experts, la mauvaise foi et l'incompétence des politiques, la manipulation des médias, la fraude scientifique.

En plein cœur de la première épidémie, en France, le gouvernement est allé jusqu'à interdire aux médecins de prescrire ce médicament, pourtant encore en vente libre deux mois plus tôt.

À l'automne 2020, alors que le nombre de malades recommençait à grimper, l'Agence du médicament a récidivé, en empêchant les médecins de le prescrire.

Ces décisions, vous allez le voir, sont contraires au bon sens et aux preuves scientifiques.

Elles ont causé des morts et des hospitalisations inutiles.

Mais elles ont eu aussi un autre effet : faire tomber les masques sur l'influence de Big Pharma sur notre santé.

Voici les dessous de « l'affaire chloroquine », un drame en cinq actes.

---

1. Dans l'émission de TV5 Monde, *L'Invité*, du 27 octobre 2020.

# # ACTE 1

# En pleine pandémie, la France interdit de prescrire le médicament le plus prometteur

Le 27 mars 2020, le ministre Olivier Véran prend une des décisions les plus choquantes de l'histoire de la santé publique.

Nous sommes alors en plein cœur de la première vague.

Le nombre de morts liées à la Covid-19 dépasse déjà les 300 par jour.

Dix jours plus tôt, Emmanuel Macron a annoncé le confinement, la mise « sous cloche » de toute la population française.

L'hôpital est déjà sous forte tension en Île-de-France et dans le Grand Est.

Et pourtant, ce 27 mars, Olivier Véran interdit aux médecins de prescrire l'hydroxychloroquine, par décret.

Pour comprendre à quel point cette décision est grave, il faut faire un petit retour en arrière.

L'histoire de la chloroquine remonte au début des années 2000, et à la première épidémie du SRAS en Asie.

Cette épidémie avait été causée par un coronavirus nommé SARS-CoV, très proche du nouveau SARS-CoV-2 qui cause la Covid-19.

Et savez-vous quel médicament a été identifié comme très prometteur contre les détresses respiratoires causées par le SRAS, en 2005[1] ? La chloroquine.

---

1. https://www.ncbi.nlm.nih.gov/pmc/articles/PMC1232869/

Douze ans plus tard, en 2017, la chloroquine montre aussi une activité *in vitro* contre l'autre coronavirus qui cause des détresses respiratoires: le MERS (MERS-CoV).

*In vitro*, cela veut dire que l'on a fait un test en laboratoire: on regarde si le médicament a un effet sur une cellule infectée par le virus.

Si c'est le cas, cela ne garantit pas que le médicament fonctionnera *in vivo*, sur des patients. Mais c'est très bon signe.

Voilà pourquoi certains spécialistes étaient alors convaincus que la chloroquine était un des traitements les plus prometteurs contre les infections respiratoires causées par un coronavirus:

> **En résumé, la chloroquine a un potentiel à large spectre pour traiter les infections à MERS-CoV et SARS-CoV.**
> **La chloroquine a de nombreux avantages et pourrait être un excellent candidat pour un traitement combiné à d'autres antiviraux.**
> **L'hydroxychloroquine, un dérivé de la chloroquine, pourrait être une alternative en raison de sa moindre toxicité et de son profil pharmacologique similaire[2].**

En janvier 2020, quand l'épidémie de la Covid-19 démarre en Chine, tester la chloroquine paraît une évidence.

Et les résultats préliminaires des scientifiques chinois confirment que c'est une molécule potentiellement efficace.

*In vitro*, d'abord: dès le mois de février, une étude confirme que l'hydroxychloroquine et la chloroquine sont efficaces contre le nouveau coronavirus SARS-CoV-2.

*In vivo*, chez des vrais patients, ensuite: fin février, les autorités chinoises annoncent que la chloroquine a une efficacité *sur les malades de la Covid-19*, sur la base d'essais cliniques.

C'est même un des plus grands virologues au monde, le Dr Zhong, grand spécialiste du SRAS, qui l'a confirmé publiquement, le 21 février:

---

2. https://www.ncbi.nlm.nih.gov/pmc/articles/PMC5733787/

> **À mon avis, le phosphate de chloroquine n'est pas un médicament miracle contre la Covid-19, mais il est efficace sur la maladie.**
> **Et il a un grand avantage, ainsi que tous les remèdes de la médecine chinoise traditionnelle (MCT), c'est qu'il est inoffensif. C'est leur principal avantage[3].**

Il faut savoir que le Dr Zhong est l'équivalent du Dr Antony Fauci aux États-Unis : c'est le spécialiste en virologie que les Chinois respectent le plus[4].

Donc, l'hydroxychloroquine était clairement le remède le plus prometteur à ce moment-là.

Comme le dit le Dr Zhong, ce n'est sans doute pas un médicament miracle, mais il a l'énorme avantage d'être inoffensif.

De fait, ce médicament avait énormément d'avantages pour contrer cette nouvelle pandémie :

1. L'hydroxychloroquine est un médicament facile à fabriquer et déjà *produit massivement* par de nombreux laboratoires dans le monde : il était donc possible de fournir aux malades du monde entier des milliards de doses *dès le mois de mars*.
2. C'est une molécule ancienne, avalée par des centaines de millions de patients depuis une cinquantaine d'années : non seulement c'est un des médicaments *les plus sûrs* au monde, mais on connaît parfaitement ses rares effets indésirables, ses éventuelles interactions et les moyens de les éviter.
3. C'est un médicament qui se prend par voie orale : il peut donc être prescrit par un médecin généraliste et avalé par le patient chez lui, dès les premiers symptômes, ce qui est crucial pour bénéficier de son potentiel effet antiviral.
4. Et pour ne rien gâcher, ce médicament ne coûte presque rien, à peine 5 euros la boîte.

---

3. https://www.les-crises.fr/les-mensonges-de-didier-raoult-pour-promouvoir-la-chloroquine-et-faire-oublier-le-reste/
4. https://edition.cnn.com/videos/world/2020/05/19/chinas-dr-fauci-zhong-nanshan-coronavirus-intv-culver-pkg-2-intl-hnk-vpx.cnn

Mais étrangement, les autorités françaises n'ont pas vu les choses de cette manière-là.

Fin février, le directeur général de la santé déclare que « *la communauté scientifique n'est pas très convaincue*[5] » de l'intérêt de la chloroquine.

C'est une déclaration étonnante, quand on sait que ce médicament était alors recommandé par les scientifiques chinois, ainsi que par le Pr Didier Raoult, l'un des infectiologues les plus réputés au monde.

Encore plus étonnant, le Haut Conseil de la santé publique met en avant un autre médicament :

> **À ce jour dans l'attente de résultats d'essais cliniques dans la Covid-19, le traitement spécifique à privilégier selon une approche compassionnelle est le remdésivir[6].**

Le remdésivir est un antiviral qui avait été conçu par le laboratoire Gilead pour lutter contre Ebola (sans succès).

Comme la chloroquine, ce médicament a montré une efficacité *in vitro* contre le nouveau coronavirus.

Mais la grande différence avec la chloroquine, c'est que les scientifiques chinois n'ont constaté *aucune efficacité* du remdésivir sur leurs patients.

Pire, ce médicament présentait des inconvénients *évidents et énormes* dès le départ :

1. Le remdésivir n'était pas un médicament commercialisé : il n'avait encore *jamais été mis sur le marché*, et le laboratoire Gilead n'avait pas la capacité de le produire en quantité suffisante en plein cœur de l'épidémie (mars-avril-mai), pour soigner des centaines de milliers de patients.
2. Comme c'était un médicament nouveau, on n'avait *aucun recul sur ses effets indésirables* – les résultats des essais

---

5. https://factuel.afp.com/coronavirus-la-chloroquine-une-piste-tres-preliminaire-prendre-avec-prudence-selon-des-experts
6. https://www.hcsp.fr/Explore.cgi/Telecharger?NomFichier=hcspa20200305_coviprisenchardescasconf.pdf

cliniques étaient même plutôt inquiétants, avec une toxicité avérée pour les reins.
3. Le remdésivir est un médicament qui est injecté en intraveineuse : il ne peut donc être administré qu'à *l'hôpital*, donc au moins 7 à 10 jours après l'infection, alors qu'on sait que les antiviraux ne fonctionnent vraiment qu'au début d'une infection.
4. Et pour couronner le tout, le remdésivir était annoncé à plusieurs milliers d'euros le traitement, un prix *exorbitant*.

Vous le voyez : début mars, il n'y avait pas photo entre le remdésivir et l'hydroxychloroquine.

Avec l'hydroxychloroquine, on avait un traitement très sûr, immédiatement disponible partout dans le monde, que l'on pouvait prendre dès les premiers symptômes... et qui avait montré une efficacité, non seulement *in vitro* mais aussi *in vivo*, chez de vrais malades, par au moins une étude chinoise, randomisée et en double aveugle.

Et pourtant, au début du mois de mars, le Haut Conseil à la santé publique privilégie le remdésivir, et n'a pas un mot pour l'hydroxychloroquine.

Et les décisions étranges continuent. Le 11 mars, la France annonce le lancement *d'un grand essai clinique*, *Discovery*, pour tester des traitements contre l'épidémie.

Mais les scientifiques qui ont préparé cette étude n'ont même pas prévu de tester la chloroquine, ni l'hydroxychloroquine.

Pourquoi le traitement le plus prometteur contre la Covid-19 n'a-t-il *pas été retenu* pour faire partie du plus grand essai clinique français ?

Est-ce parce que ceux qui ont pris cette décision avaient des liens d'intérêts très étroits avec Gilead et d'autres compagnies pharmaceutiques[7] ?

---

7. https://www.sante-corps-esprit.com/epidemie-covid-19-je-reponds-a-vos-questions

En tout cas, il a fallu la pression du Pr Raoult et de l'opinion publique pour qu'ils reviennent sur cette décision et finissent par intégrer l'hydroxychloroquine à l'étude *Discovery*.

Mais cette réticence à tester l'hydroxychloroquine était plus que suspecte.

C'est dans ce contexte qu'Olivier Véran a interdit l'hydroxychloroquine, le 27 mars.

Encore une fois, c'est sans précédent d'empêcher les médecins généralistes de prescrire un médicament aussi banal que l'hydroxychloroquine, et potentiellement efficace contre une épidémie en cours.

Le gouvernement a même interdit aux pharmacies de ville de le délivrer aux malades, pour être sûr que les Français n'aient pas accès à ce médicament.

C'est d'autant plus difficile à comprendre que le Pr Raoult avait déjà publié ses propres études sur l'hydroxychloroquine, qui confirmaient son intérêt thérapeutique, associée à l'azithromycine (un antibiotique banal).

Et ce n'est que le début de cette affaire dramatique.

Ce qui s'est passé en avril-mai 2020 laisse encore plus perplexe.

# # ACTE 2

# LancetGate : des études frauduleuses torpillent l'hydroxychloroquine

En quarante ans de carrière, le professeur Raoult n'avait jamais vu une chose pareille :

> **L'histoire de l'hydroxychloroquine est l'histoire la plus fantasque que j'ai entendue en médecine de ma vie.**
> **Un médicament qui existe depuis quatre-vingt ans, qui a été prescrit peut-être à un tiers de la population du monde, qui en France a été vendu à 36 millions de pilules par an.**
> **Et d'un coup, toutes les autorités commencent à dire que c'est quelque chose d'épouvantable, de criminel, qu'on va tous mourir d'arythmie cardiaque parce qu'on prend ce médicament.**
> **Je n'ai jamais entendu parler d'un truc aussi fantasque que ça, c'est inouï, inouï[1].**

De fait, les grands médias, les autorités de santé et les prestigieuses revues médicales se sont rendus coupables d'une sidérante *« manipulation de l'opinion »*, selon les termes du Pr Raoult[2].

Car le grand avantage de l'hydroxychloroquine, depuis le départ, c'est que c'est un des médicaments les plus sûrs qui existent.

---

1. https://www.youtube.com/watch?v=cj4bGVszZP8
2. https://gomet.net/didier-raoult-devant-les-senateurs/3/

## En 2019, l'hydroxychloroquine était mondialement reconnue comme sûre

Avant la crise du coronavirus, l'hydroxychloroquine avait une excellente réputation.

Cette molécule figure en bonne place sur la liste des « *médicaments essentiels* » de l'Organisation mondiale de la santé[3].

C'est aussi un médicament que l'on connaît de longue date, car c'est un dérivé de la *chloroquine*, utilisée depuis les années 1950 par des centaines de millions de personnes dans le monde, en prévention du paludisme.

Aujourd'hui, l'hydroxychloroquine est très utilisée par les rhumatologues pour soigner les maladies articulaires inflammatoires, comme la polyarthrite rhumatoïde.

C'est un médicament courant, banal, donné aux femmes enceintes, aux enfants et aux personnes âgées.

Tous les médecins généralistes en ont prescrit des dizaines de fois dans leur vie.

Et avant mars 2020, *jamais* on n'a dit à ces médecins que ce médicament risquait de causer un problème cardiaque à leurs patients, au point de devoir prescrire un électrocardiogramme avant de commencer le traitement.

Pour vous dire à quel point l'hydroxychloroquine était jugée « sûre » : ce médicament était en *vente libre* en France jusqu'au 15 janvier 2020[4] !

De plus, le grand avantage d'un *vieux* médicament comme l'hydroxychloroquine, c'est qu'on en connaît parfaitement les risques éventuels, et les contre-indications.

Des millions de patients victimes de polyarthrite en ont avalé 200 à 600 milligrammes *tous les jours, pendant des années*.

---

3. https://www.who.int/medicines/publications/essentialmedicines/fr/
4. À ce sujet, je ne suis pas du tout opposé à la décision récente d'avoir retiré ce médicament de la vente libre. Pour une raison simple : si vous avalez une boîte entière de Plaquenil d'un seul coup, c'est la mort quasi assurée, exactement comme pour le paracétamol – un autre médicament pour lequel je milite de longue date qu'il soit donné sur ordonnance uniquement.

Alors que, contre la Covid-19, le Pr Raoult en donnait 600 milligrammes pendant *dix jours* seulement.

Vous imaginez bien que vous avez beaucoup moins de risques avec un médicament pris sur quelques jours plutôt que pendant des années.

## Des effets indésirables rares, connus et parfaitement évitables

Sur dix jours, le seul risque d'effet indésirable *grave* concerne le *cœur* : il arrive que l'hydroxychloroquine cause un trouble du rythme cardiaque (arythmie).

Mais c'est extrêmement rare, peut-être 1 cas sur 10 000.

C'est tellement rare qu'une grande étude réalisée sur plus de 900 000 personnes traitées par hydroxychloroquine n'a pas trouvé la moindre *surmortalité* ou le moindre *problème cardiaque* avec ce médicament pris sur une courte période[5].

Et en plus, si l'on veut ne prendre *aucun risque*, il existe une solution simple pour *éviter à coup sûr* cet effet indésirable :

- Ne pas donner ce médicament à ceux qui souffrent de problèmes cardiaques graves.
- Et pour tous les autres, par *surcroît de précaution*, effectuer un électrocardiogramme *avant* et après la prise du médicament, pour voir si le rythme cardiaque a été modifié.

C'est exactement ce qu'a fait le Pr Raoult à Marseille, et il n'a *pas connu le moindre problème cardiaque* chez plus de 7 000 patients qu'il a traités à l'hydroxychloroquine associée à l'azithromycine.

C'était parfaitement prévisible, car ces médicaments sont globalement très sûrs.

Et c'est précisément pour cette raison que l'hydroxychloroquine était très prometteuse dès le début : parce que c'est un médicament sans risque, quand il est bien utilisé.

---

5. https://www.thelancet.com/journals/lanrhe/article/PIIS2665-9913(20)30276-9/fulltext

Il était évident qu'on n'avait *rien à perdre* à l'essayer, dès les premiers symptômes, même si on n'avait pas encore d'étude définitive à 100 % sur son efficacité.

Prenons l'exemple d'un homme de 86 ans, qui souffre d'hypertension et de diabète.

Si cet homme est testé *positif* au coronavirus, il a un risque de mourir très élevé, supérieur à 10 %.

Pourquoi lui interdire de recevoir le protocole du Pr Raoult – qui comporte un risque microscopique (moins de 0,001 %) d'avoir un problème cardiaque ?

C'est du simple bon sens.

Mais cela n'a pas empêché Olivier Véran d'interdire aux médecins généralistes de prescrire ce médicament, d'interdire aux pharmacies de ville de le délivrer, et même de restreindre la possibilité de le donner à l'hôpital.

Cette décision est difficilement compréhensible.

Au même moment, l'hydroxychloroquine est prescrite massivement dans la plupart des pays du monde.

Mais dans les grands pays occidentaux, on sent une étrange réticence à recommander ce médicament.

Et c'est alors que des études ont validé cette méfiance… du moins en apparence.

## Des médecins testent l'hydroxychloroquine à des doses mortelles !

Le premier scandale a eu lieu au Brésil, à l'hôpital public de Manaus.

En mars 2020, des médecins ont testé un dosage énorme de *chloroquine* : 600 milligrammes *deux* fois par jour pendant dix jours.

C'est *deux fois* la dose du Pr Raoult, avec une molécule moins sécuritaire (la chloroquine plutôt que l'hydroxychloroquine).

Et contrairement à ce qu'a fait le Pr Raoult à Marseille, les chercheurs n'ont pas hésité à donner cette dose énorme de chloroquine à des malades ayant de graves troubles cardiaques.

Résultat : dès le début du mois d'avril, les chercheurs ont dû arrêter l'essai clinique, qui était en train de *causer des morts*[6].

C'était totalement prévisible, vu les doses énormes utilisées.

Était-ce une forme de « complot » contre la chloroquine, un vieux médicament générique qui ne rapporte rien à l'industrie pharmaceutique ? Ou bien était-ce seulement de l'incompétence ?

Si cet événement avait été isolé, l'incompétence aurait été la meilleure explication.

Mais ce qui s'est passé au Brésil s'est produit également en Grande-Bretagne.

Dans le grand essai clinique britannique appelé *Recovery*, les chercheurs ont donné – tenez-vous bien – 2 400 milligrammes d'hydroxychloroquine aux malades le premier jour.

« *Recovery utilise une dose que jamais personne n'a utilisée de 2,4 grammes le premier jour, c'est-à-dire quatre fois la dose que l'on utilise à l'IHU* », s'est ému le Pr Raoult[7].

Les manuels de médecine indiquent pourtant qu'on est en surdosage avec 1,5 gramme seulement, pour un patient de 60 kilos[8].

C'était de la folie de donner de telles doses d'hydroxychloroquine, surtout pour des patients gravement malades, à un stade avancé, de la Covid-19.

À cette dose toxique, et donnée très tardivement, il n'est pas étonnant que l'étude *Recovery* ait conclu à l'inefficacité de l'hydroxychloroquine.

Le seul avantage de cette étude, c'est de montrer que ce médicament n'était pas aussi toxique qu'on a voulu le faire croire.

Comme l'a dit le Pr Raoult sur Twitter : « *L'essai Recovery montre bien une chose : avec une dose initiale quatre fois supérieure à celle que nous utilisons à Marseille, supérieure au*

---

6. https://jamanetwork.com/journals/jamanetworkopen/fullarticle/2765499
7. https://www.laprovence.com/actu/en-direct/6012448/coronavirus-video-didier-raoult-liste-les-contradictions-de-letude-recovery.html
8. https://www.vidal.fr/medicaments/plaquenil-200-mg-cp-pellic-65584.html

*maximum autorisé dans les livres de recommandations (cf. Vidal), l'hydroxychloroquine n'est pas toxique pour les patients.* »

Mais cela n'empêche pas de se poser la question : pourquoi les Britanniques ont-ils « surdosé » ?

Et pourquoi l'Organisation mondiale de la santé (OMS) a-t-elle pris la même décision ?

En effet, même l'OMS a utilisé un surdosage d'hydroxychloroquine dans sa grande étude *Solidarity*.

La dose initiale donnée aux malades est de 2 grammes (2 000 mg) sur les premières vingt-quatre heures[9], soit un dosage supérieur à la limite de toxicité.

Cela paraît aberrant, d'autant que dans l'essai de l'OMS, comme dans celui de *Recovery*, l'hydroxychloroquine est donnée très tardivement, longtemps après le début de l'infection, ce qui lui donne peu de chances d'avoir un effet thérapeutique.

Et voilà comment, avec des dosages dangereux, on a commencé à faire croire que l'hydroxychloroquine était inefficace.

Mais on est allé un cran supplémentaire dans *l'absurde* avec l'étude du *Lancet*.

## Une étude frauduleuse publiée dans le plus grand journal médical au monde

*The Lancet*, c'est un des journaux médicaux les plus prestigieux au monde.

Tout chercheur rêve de publier un jour une étude dans cette revue, qui est très sélective.

Et pourtant, cette revue a publié une étude *entièrement frauduleuse*, qui annonçait que l'hydroxychloroquine provoque au moins 10 % de morts en plus chez les malades de la Covid-19[10].

Selon l'étude, non seulement ce médicament serait inefficace, mais il tuerait des patients.

---

9. https://clinicaltrials.gov/ct2/show/NCT04330690
10. https://www.thelancet.com/journals/lancet/article/PIIS0140-6736(20)31180-6/fulltext

Mais en un coup d'œil, le Pr Raoult a vu que cette étude était « *foireuse* », et l'a dit publiquement.

Moi-même, simple journaliste scientifique, dès le 27 mai, j'ai expliqué dans ma lettre hebdomadaire pourquoi c'était une étude « poubelle »[11].

Et en effet : le 4 juin, *The Lancet* a dû *retirer* cette étude frauduleuse, dont les chiffres ont probablement été purement et simplement inventés.

Après enquête, on a appris que les données de l'étude sont sorties d'une entreprise totalement inconnue nommée Surgisphere, qui déclarait ne compter que quelques salariés, dont un auteur de science-fiction et une ancienne actrice de films de charme. Cela pourrait faire rire si les conséquences n'avaient pas été aussi désastreuses pour la santé mondiale.

Le plus étonnant, c'est que la fraude était évidente dès le départ.

Avec tout ce qu'on savait sur la sécurité de l'hydroxychloroquine, il était clair que ces chiffres inquiétants étaient faux.

Même les éditeurs du *Lancet* le savaient *pertinemment*, puisqu'ils avaient reçu les résultats de l'IHU de Marseille avant de publier leur étude « poubelle ».

Ce qu'a révélé le Pr Raoult aux députés, lors de son audition en juin, est glaçant :

> **La même semaine, la revue *The Lancet* a reçu trois articles : notre article sur 3 700 patients, où aucun mort n'était imputable à l'hydroxychloroquine ; l'étude fantasque des Pieds nickelés américains *(N.D.A. : celle qui conclut à 10 % de morts en plus)*, dont tout le monde pouvait voir qu'elle n'était pas vraie ; une troisième étude, dont j'ai fait la revue, qui rapportait une expérience de l'association internationale des rhumatologues. Or, les gens du *Lancet* ont rejeté les deux études démontrant qu'il n'y avait pas d'accidents avec l'hydroxychloroquine, et publié l'étude des Pieds nickelés. Je ne suis pas paranoïaque, mais là, on commence à se poser des questions[12] !**

---

11. https://www.sante-corps-esprit.com/etude-sur-la-chloroquine-les-masques-tombent/

12. http://www.assemblee-nationale.fr/dyn/opendata/CRCANR5L15S2020PO771231N028.html

Et il n'y a pas que *The Lancet* qui a fait preuve d'une infinie mauvaise foi, en autorisant la publication de cette étude.

Des professeurs de médecine se sont relayés sur les plateaux télé pour dire que l'étude du *Lancet* était « impeccable », contrairement aux affirmations du Pr Raoult.

> **Cette étude est en fait de très bonne qualité, a déclaré sur CNews Philippe Juvin, chef des urgences à l'hôpital Georges-Pompidou.**
> **L'article n'est pas foireux, il est tout à fait bien écrit, a dit sur BFM TV le Pr Christian Funck-Brentano, pharmacologue à l'hôpital Pitié-Salpêtrière.**

Ces réactions sont d'autant plus étonnantes que l'étude du *Lancet* n'était même pas « *randomisée contre placebo* ».

Dans une étude randomisée, on tire au sort deux groupes de patients, et l'on donne à un groupe le médicament que l'on veut tester, et à l'autre groupe les soins « standards » ou bien un placebo, c'est-à-dire une substance sans effet (de l'eau et du sucre par exemple).

Les études randomisées sont la méthode la plus fiable pour tester l'efficacité d'un médicament en temps normal, mais pas en plein milieu d'une épidémie, car elles prennent du temps.

C'est pourquoi le Pr Raoult avait refusé d'en faire une à Marseille – il préférait soigner –, et il a essuyé le feu des critiques pour avoir fait ce choix.

Et pourtant, ceux qui ont critiqué le Pr Raoult pour ne pas avoir fait d'étude randomisée sont peu ou prou les mêmes personnes qui ont applaudi l'étude du *Lancet*, qui était pourtant elle-même *non randomisée*, et manifestement frauduleuse.

Encore plus incroyable : dans les jours qui ont suivi la publication de cette étude manifestement faussée, les autorités du monde entier se sont précipitées pour abattre l'hydroxychloroquine :

- L'Organisation mondiale de la santé a demandé aux médecins d'arrêter d'utiliser ce médicament, et a stoppé son grand essai clinique *Solidarity*.
- Le ministre de la Santé Olivier Véran a décidé *d'interdire* l'utilisation d'hydroxychloroquine à l'hôpital, alors qu'elle était déjà très restreinte.

– En Belgique, en Suisse et dans d'autres pays, les traitements par hydroxychloroquine ont été largement ralentis ou arrêtés.

Tout ça, il faut le répéter, sur la base d'une étude manifestement frauduleuse et non randomisée.

L'étude du *Lancet* est restée la plus célèbre, mais elle n'est pas isolée.

D'autres études *manipulées*s ont également essayé de faire croire à la dangerosité de l'hydroxychloroquine.

Comme cette étude américaine sur des vétérans américains[13], où l'on a donné l'hydroxychloroquine à des patients en état critique, puis comparé le sort de ces patients quasi mourants à des patients beaucoup moins malades.

Dans ces conditions, il n'est pas surprenant de trouver plus de morts parmi ceux qui ont reçu le médicament, mais cela ne veut strictement rien dire sur son efficacité, car les deux groupes de patients ne sont pas comparables.

Le problème, c'est que toutes ces études biaisées, frauduleuses ou incompétentes ont eu des *effets énormes* sur l'opinion publique, les médecins et les autorités de santé.

Chaque fois qu'une de ces études sortait, elle faisait les *gros titres* de la presse !

Chaque fois, le ministre Olivier Véran les brandissait comme un trophée, pour justifier sa décision d'interdire aux médecins de ville de prescrire ce médicament.

Ce ministre était même allé jusqu'à instrumentaliser un fait divers, celui d'un Américain décédé après avoir avalé du désinfectant pour aquarium, contenant de la chloroquine.

Tout a été fait pour diaboliser l'hydroxychloroquine.

Et tout a été fait, également, pour en cacher l'efficacité.

La France est allée jusqu'à *stopper* des essais cliniques qui risquaient de démontrer cette efficacité à la face du monde !

---

13. https://www.medrxiv.org/content/10.1101/2020.04.16.20065920v2

# # ACTE 3

## Les essais cliniques français ont-ils été stoppés pour masquer l'efficacité de l'hydroxychloroquine ?

Fin septembre 2020, les résultats de *Discovery* ont fuité[1]. Et c'est le choc.

*Discovery* est cette grande étude française qui devait trancher *une fois pour toutes* sur l'efficacité de plusieurs traitements contre la Covid.

Le 22 mars 2020, le ministre Olivier Véran avait annoncé les résultats de *Discovery* « *sous quinze jours* »[2].

Il fallait faire vite, car selon la doxa officielle, il ne fallait donner aucun traitement aux malades tant qu'on n'avait pas les résultats de *Discovery*.

Le Pr Raoult, lui, n'a pas attendu une seconde pour traiter ses patients.

Et il a bien fait. Début mai, alors que la première vague touchait à sa fin, le président Macron annonce des résultats pour la mi-mai. Mais à l'été, on n'a toujours pas le moindre chiffre.

Enfin, en septembre, des résultats sont publiés, et ils sont saisissants.

Parmi les médicaments testés sur des patients hospitalisés pour la Covid-19, c'est l'hydroxychloroquine préconisée par le Pr Raoult qui obtenait les meilleurs résultats.

---

1. https://twitter.com/raoult_didier/status/1313509242167529472
2. https://www.lefigaro.fr/flash-actu/coronavirus-un-essai-clinique-europeen-debute-avec-notamment-la-chloroquine-20200322

Il y avait *moins de morts* dans le groupe qui a bénéficié de l'hydroxychloroquine que dans le groupe qui n'en a pas reçu.

Il y avait aussi *plus de patients guéris* au bout de 29 jours parmi ceux qui avaient reçu l'hydroxychloroquine.

Le seul problème est que ce résultat n'est pas significatif « statistiquement ».

Cela ne veut pas dire qu'il ne « vaut rien », comme on a voulu le faire croire.

Statistiquement, on a *plus de chances d'avoir raison* que tort en affirmant que l'hydroxychloroquine est efficace.

Mais il est vrai qu'il reste un vrai doute, et qu'on ne peut pas conclure avec certitude.

Pour une raison simple : l'étude ne compte pas assez de patients.

Et c'est justement là le problème.

Pour atteindre des résultats « significatifs », au-delà de tout soupçon, il aurait fallu *continuer l'étude* et intégrer plus de patients.

Mais les autorités sanitaires et les auteurs de l'étude l'ont empêché.

Le 26 mai 2020, juste après la parution de l'étude frauduleuse du *Lancet*, l'Agence du médicament a suspendu tous les essais cliniques sur l'hydroxychloroquine, y compris *Discovery*[3].

Encore plus étrange : les responsables de *Discovery* eux-mêmes ont décidé, le 17 juin, d'arrêter l'étude sur l'hydroxychloroquine, au moment où elle signalait un effet positif contre la Covid-19.

C'est ce que les Américains appellent un « *smoking gun* », un pistolet fumant.

Si vous trouvez un pistolet fumant dans les mains d'un homme, à deux pas d'un cadavre criblé de balles, c'est probablement lui le coupable.

Le Pr Raoult ne s'y est pas trompé, en posant clairement la question :

---

3. https://www.20minutes.fr/sante/2786731-20200526-coronavirus-fin-essais-cliniques-hydroxychloroquine-sonne-glas-essai-discovery

> **Pourquoi avoir arrêté l'hydroxychloroquine, seul traitement efficace à 29 jours (non significatif, car pas assez d'inclusions) ?**
> **Discovery tend à montrer l'efficacité de l'HCQ sur la mortalité ![4]**

Comment a-t-on pu arrêter de tester l'hydroxychloroquine, qui était en train de montrer une possible baisse de 30 % de la mortalité et de 17 % de la sévérité ?

C'est très, très difficile à justifier. D'autant que ce n'est pas un cas isolé.

## Une autre étude stoppée montrait une mortalité divisée par deux avec l'hydroxychloroquine

Une autre étude française, *Hycovid*, a été stoppée pour les mêmes motifs, alors qu'elle donnait des résultats préliminaires encore plus spectaculaires[5].

Dans cette étude randomisée contre placebo menée à Angers, les malades traités par HCQ étaient 46 % de moins à mourir des suites de la Covid, par rapport au placebo.

Près de 50 % de mortalité en moins avec l'hydroxychloroquine.

Certes, comme dans *Discovery*, le nombre total de patients testés était trop faible pour qu'on puisse avoir un résultat « significatif », sur le plan statistique.

Mais c'était une raison impérieuse *de continuer l'étude*, avec plus de patients, plutôt que de l'arrêter.

Car le signal était clair, positif, et il y avait une probabilité supérieure à la moyenne que l'hydroxychloroquine soit efficace.

Et dans tous les cas, les patients traités dans ces études s'en sortaient mieux que les autres, ce qui fait qu'il n'y *avait aucune bonne raison* de l'arrêter !

Sauf, bien sûr, si l'objectif était de *cacher l'efficacité de ce médicament*.

---

4. https://twitter.com/raoult_didier/status/1313509242167529472
5. https://www.medrxiv.org/content/10.1101/2020.09.16.20194571v1.full.pdf

Mettez-vous à la place du gouvernement, qui a interdit ce médicament fin mars, en pleine épidémie.

Si, deux mois plus tard, une étude venait prouver que l'hydroxychloroquine est efficace, vous vous rendez compte des conséquences ?

Même si l'hydroxychloroquine montrait une efficacité *minime*, comme une réduction de la mortalité de seulement 5 %, cela voudrait dire que son utilisation aurait sauvé *plus de 1 000 personnes en France* au printemps 2020.

A-t-on *volontairement* arrêté des études, pour *éviter* qu'elles ne révèlent au grand jour l'efficacité du traitement du Pr Raoult ?

Clairement, la question se pose.

Une enquête doit être menée. Et elle doit commencer avec l'étude du *Lancet*.

Car c'est bien l'étude du *Lancet* qui a servi de prétexte à l'Agence du médicament pour demander l'arrêt de toutes les études françaises sur l'hydroxychloroquine, et en particulier *Discovery* et *Hycovid*.

C'est l'étude du *Lancet* qui a permis aussi de suspendre *Covidoc*, qui était la seule étude française à tester *entièrement* le protocole Raoult, c'est-à-dire hydroxychloroquine et azithromycine administrés de façon précoce.

Sur le coup, le responsable de l'étude *Covidoc* et patron du service des maladies infectieuses du CHU de Montpellier s'en était ému dans la presse :

> **Lundi 25 mai, j'ai reçu un mail de l'Agence nationale de sécurité du médicament (ANSM), et j'ai suspendu immédiatement les essais.**
> **Si on en reste là, on n'aura pas de réponse sur l'intérêt du traitement.**
> **L'étude du Lancet est un "assassinat" en règle[6].**

---

6. https://www.midilibre.fr/2020/05/27/professeur-jacques-reynes-on-naura-pas-de-reponse-sur-linteret-de-lhydroxychloroquine,8905173.php

On veut « *tuer la chloroquine* »[7], avait renchéri le Pr Philippe Froguel de l'université de Lille 2, qui n'était pourtant pas du tout un défenseur de ce médicament.

De fait, on dirait que l'étude du *Lancet* a été conçue pour cela : pour torpiller l'hydroxychloroquine dans le monde entier.

Pour quel mobile ? Probablement parce que cette vieille molécule faisait de l'ombre au remdésivir à 2 000 euros, et aux vaccins à venir.

C'était un assassinat de dimension mondiale : aux États-Unis aussi, l'étude du *Lancet* a servi de prétexte pour arrêter le seul grand essai clinique qui s'apprêtait à tester le protocole Raoult sur plus de 2 000 patients.

Mais l'étude du *Lancet* n'est pas seule en cause.

Il faut savoir qu'après la rétractation de cette étude frauduleuse, l'INSERM a appelé à reprendre *Discovery*, dans un communiqué intitulé : « *L'hydroxychloroquine pourra être réintroduite dans Discovery après le feu vert des autorités compétentes*[8]. »

Mais les « autorités compétentes » n'ont jamais donné leur feu vert.

Alors que *Discovery* pointait vers un résultat bénéfique de l'hydroxychloroquine.

Alors que *Hycovid* était en passe de prouver un résultat spectaculaire sur la mortalité.

Et quelques jours après, les responsables de ces deux essais cliniques ont décidé de les arrêter, de leur propre chef. Avec ce motif officiel :

---

7. https://france3-regions.francetvinfo.fr/hauts-de-france/hydroxychloroquine-je-ne-suis-pro-raoult-etude-publiee-the-lancet-c-est-merde-lance-pr-froguel-1834562.html

8. https://webcache.googleusercontent.com/search?q=cache:RV1GkBvBH0cJ:https://presse.inserm.fr/lhydroxychloroquine-pourra-etre-reintroduite-dans-discovery-apres-le-feu-vert-des-autorites-competentes/39700/+&cd=1&hl=fr&ct=clnk&gl=ch

> **La décision d'arrêter les inclusions pour le groupe hydroxychloroquine est prise par la direction de Discovery le 17 juin sur la base des recommandations de son étude mère Solidarity.** *(AFP[9])*

Donc, les auteurs de *Discovery* auraient décidé d'arrêter de tester l'hydroxychloroquine, au motif que ce traitement n'aurait pas montré d'efficacité dans l'essai *Solidarity*.

Cette justification est plus que troublante.

Rappelons que *Solidarity*, c'est le grand essai de l'Organisation mondiale de la santé, auquel a fini par se raccrocher *Discovery*.

Mais cela n'a pas de sens, car l'essai *Solidarity* utilisait des doses toxiques d'hydroxychloroquine, alors que *Discovery* donnait des doses raisonnables.

Il était donc *absurde* de s'appuyer sur les piètres résultats de *Solidarity* pour arrêter l'étude française.

D'autant plus que dans *Discovery*, rappelons-le, les premiers résultats étaient favorables à l'hydroxychloroquine !

Et pour couronner le tout, il n'a *jamais été prévu* de s'appuyer sur *Solidarity* pour prendre la moindre décision !

En réalité, le protocole de *Discovery* prévoyait d'arrêter l'essai dans seulement deux cas : si un médicament semblait dangereux, ou s'il semblait manifestement inefficace[10].

Or, les résultats préliminaires de *Discovery* ne remplissent aucune de ces deux conditions, au contraire[11].

Donc, l'arrêt de l'hydroxychloroquine était contraire au bon sens et au protocole.

Interviewé sur CNews, le Pr Raoult a fait un appel solennel aux médias :

---

9. https://factuel.afp.com/non-lessai-clinique-discovery-ne-demontre-pas-la-superiorite-de-lhydroxychloroquine-comme-traitement
10. https://www.ncbi.nlm.nih.gov/pmc/articles/PMC7507250/
11. Avec un intervalle d'efficacité allant jusqu'à 1,81 – bien au-dessus des 1,25 qui était la borne supérieure prévue pour conclure à la « futilité ».

> “ Je fais appel aux journalistes d'investigation, je voudrais bien savoir pourquoi les deux essais comparatifs avec l'hydroxychloroquine faits dans ce pays, *Discovery* et l'essai fait à Angers *(Hycovid)* ont été arrêtés prématurément tous les deux, alors que l'hydroxychloroquine donnait des résultats supérieurs au placebo.
> Je voudrais bien que des journalistes d'investigation interrogent les gens responsables de ces essais pour leur dire : comment se fait-il que vous les ayez arrêtés, quel est le rationnel scientifique, alors que les résultats préliminaires sont en faveur de l'hydroxychloroquine[12] ?

Mais les médias ne se sont pas intéressés à cette affaire, étrangement.

Quelques semaines plus tard, pourtant, un nouveau scandale éclate en France.

---

12. https://planetes360.fr/didier-raoult-je-voudrais-bien-que-des-journalistes-dinvestigations-interrogent-les-gens-responsables-de-ces-essais/

# # ACTE 4

# Au retour de l'épidémie, l'ANSM refuse d'autoriser l'hydroxychloroquine, malgré de nombreuses preuves d'efficacité

À l'automne, la deuxième vague est là, les hôpitaux commencent à être sous tension. Nous sommes à quelques jours du reconfinement.

Mais le 23 octobre, l'Agence du médicament (ANSM) refuse d'accorder à l'hydroxychloroquine une «*recommandation temporaire d'utilisation*» contre la Covid.

Et une fois de plus, cette décision défie l'entendement.

Car une «*recommandation temporaire d'utilisation*» (RTU) est relativement facile à obtenir.

Pour cette RTU, il suffit de montrer qu'il y a une simple présomption d'efficacité, et pas de risque majeur.

La preuve: le premier médicament à obtenir cette RTU était le baclofène, un médicament contre l'alcoolisme.

Or, il n'y avait aucune étude randomisée contre placebo sur ce médicament. Juste une poignée d'études observationnelles, et beaucoup de témoignages de patients convaincus de son efficacité.

Mais cela a suffi pour obtenir une RTU, car c'est exactement pour cela qu'elle a été créée: pour les cas où il y a des signaux favorables en faveur d'un médicament, sans avoir toutes les preuves.

L'hydroxychloroquine était exactement dans cette situation.

Cela a été confirmé par le précédent directeur de l'Agence du médicament, le Pr Dominique Maraninchi, qui est à l'origine de la création de la RTU : « *Honnêtement, je l'ai inventée pour ça*[1] », a-t-il dit à Didier Raoult.

Et pourtant, cette RTU a été refusée par les autorités françaises, *au mépris des preuves scientifiques*.

C'est le moment de vous livrer toutes ces preuves, dans le détail.

On a tellement entendu dire que ce médicament était inefficace, qu'il est important de rétablir la vérité, et d'analyser ensemble les études scientifiques.

Il faut commencer par celles, peu nombreuses, qui semblent conclure que la chloroquine « ne marche pas ».

Car vous allez voir, même parmi ces études-là, on trouve des preuves favorables à l'hydroxychloroquine.

## En prévention, l'hydroxychloroquine semble éviter les infections

La première étude « négative » a été publiée le 3 juin 2020 dans *The New England Journal of Medicine (NEJM)*[2].

L'objectif était de savoir si l'hydroxychloroquine, donnée *très tôt, juste après une contamination*, pouvait éviter de développer des symptômes de la Covid-19.

Pour répondre à cette question, des scientifiques ont enrôlé plus de 800 participants à haut risque d'avoir été contaminés par la Covid-19.

À tous ces participants, on a donné très vite, dans les quatre jours qui ont suivi, soit de l'HCQ, soit un placebo.

Résultat ? Eh bien, tout dépend si vous croyez les chercheurs... ou leurs propres chiffres.

Pour les chercheurs, l'HCQ n'a montré *aucune efficacité* – c'est la conclusion de leur article :

---

1. https://www.youtube.com/watch?v=ngaRgZDENOg&feature=youtu.be
2. https://www.nejm.org/doi/full/10.1056/NEJMoa2016638

> Après une exposition à haut ou moyen risque avec la Covid-19, l'hydroxychloroquine n'a pas empêché la survenue d'une maladie compatible avec la Covid-19 quand elle a été donnée jusqu'à quatre jours après l'exposition.

Mais le détail de leurs propres chiffres nous dit le contraire.

Marcio Watanabe, docteur en statistiques, a repris en détail les chiffres de l'étude et a trouvé des résultats très favorables à l'HCQ[3].

En fait, les participants qui ont reçu l'HCQ *jusqu'au jour 2* après contamination, ont eu nettement moins de symptômes de Covid que ceux qui ont reçu le placebo.

L'efficacité de l'hydroxychloroquine est de 72 % lorsque l'HCQ est donnée le jour même, 49 % après un jour et 29 % après deux jours. Au troisième jour, il n'y a plus d'efficacité.

C'est une preuve très probante en faveur de l'HCQ, car ce sont des chiffres *très cohérents*.

En effet, je rappelle que les virus se multiplient à une vitesse *exponentielle*.

Par exemple, quand on regarde l'effet du virus de la polio dans une cellule, *in vitro*, on obtient dix mille particules au bout de trois heures, un million au bout de quatre heures, et dix millions après six heures[4].

Cela va vite, très vite.

Dans le cas d'un *coronavirus*, pour éviter qu'il ne vous infecte, il faut donner un antiviral immédiatement, idéalement dans les 24 ou 48 heures.

Passé ce délai, le coronavirus aura envahi votre nez et votre gorge, et commencera à produire des symptômes.

Voilà pourquoi il est logique de voir que l'hydroxychloroquine, *en prévention*, semble fonctionner dans les 48 heures qui suivent l'infection, mais pas après.

Donc, cette étude publiée dans le NJEM permet de conclure que l'HCQ donnée très tôt semble bien aider à *éviter de tomber malade*.

---

3. https://arxiv.org/abs/2007.09477
4. https://www.ina.fr/video/CPF86644119

Et pourtant, cette étude est brandie comme un trophée par ceux qui disent que l'HCQ est inefficace !

Étonnant, non ?

D'autant que ces résultats positifs *en prévention* ont été confirmés par plusieurs études réalisées en Inde[5].

La dernière en date montre que le nombre d'infections est *divisé par deux* chez les volontaires qui ont avalé de l'hydroxychloroquine pour éviter de tomber malades[6].

Un professeur de l'université Harvard a enfoncé le clou dans une méta-analyse[7] : après avoir rassemblé la totalité des études publiées, il conclut à l'efficacité de l'hydroxychloroquine *en prévention*.

Mais attention : cela ne veut pas dire que l'HCQ sera efficace *uniquement* si elle est prise en prévention, ou dans les premières 48 heures après infection.

Car il faut bien voir que la Covid-19 agit en trois étapes :

- Une première étape où le virus se situe au niveau de votre nez et de la gorge, avec des symptômes classiques de l'état grippal (fièvre, toux sèche, fatigue...).
- Une deuxième étape, après quelques jours, où le virus se propage dans les autres organes, et en particulier les poumons, où il peut faire de gros dégâts.
- Et en cas d'aggravation, la troisième étape est une tempête inflammatoire, qui n'est plus causée par l'activité virus, mais par la surréaction du système immunitaire.

Sur la première étape, on a vu qu'il y a des données très probantes montrant que l'hydroxychloroquine peut « bloquer l'infection dans l'œuf », et empêcher que vous ayez le moindre symptôme.

Mais il y a aussi des preuves claires que ce médicament, donné quelques jours après l'infection, contribue à éviter l'aggravation de la maladie, à la fois par son activité antivirale – elle limiterait la propagation de l'infection des poumons –, et par son activité anti-inflammatoire – elle réduirait le risque de tempête immunitaire[8].

---

5. https://papers.ssrn.com/sol3/papers.cfm?abstract_id=3689618
6. https://www.sciencedirect.com/science/article/pii/S0924857920304350
7. https://www.medrxiv.org/content/10.1101/2020.09.29.20203869v3
8. https://www.ijidonline.com/article/S1201-9712(20)32236-0/fulltext

## Hospitalisations et décès : regardons de plus près les études randomisées

C'est ce que montre la deuxième grande étude, réalisée par *les mêmes auteurs*, et publiée *dans le même journal prestigieux* (NEJM) le 16 juillet 2020[9].

Une fois de plus, pour les soi-disant « experts », cette étude a été utilisée comme preuve que l'HCQ du Pr Raoult ne marche pas.

« *L'hydroxychloroquine n'a pas substantiellement réduit la sévérité des symptômes de patients non hospitalisés ayant une légère Covid-19* », concluent les auteurs.

Cette étude était très attendue, car contrairement aux grandes études comme *Discovery, Recovery ou Solidarity*, elle examinait des patients *qui ne sont pas hospitalisés*.

Or, depuis le début, le Pr Raoult recommande de donner son traitement *le plus tôt possible*, ce qui est logique quand on sait à quelle vitesse le virus se propage.

Donc, cette nouvelle étude publiée dans le NJEM était une étude randomisée, en double aveugle, sur des patients à qui on a donné l'HCQ suffisamment tôt.

Mais encore une fois, les vrais résultats sont *différents* de la conclusion des auteurs.

Sur la base d'un indice de « *sévérité* » de la maladie, les auteurs disent qu'il n'y a aucune différence entre le groupe qui a reçu l'HCQ et le groupe placebo.

Et pourtant, sur les 491 patients suivis dans l'étude, l'étude rapporte :

- quatre hospitalisations dans le groupe qui a reçu l'HCQ ;
- dix hospitalisations dans le groupe qui a reçu le placebo.

Donc, il y a eu environ *deux fois moins d'hospitalisations* chez les patients qui ont reçu de l'HCQ que chez ceux qui ont reçu le placebo.

9. https://pubmed.ncbi.nlm.nih.gov/32673060/

À l'échelle d'un pays, vous imaginez le nombre d'hospitalisations évitées !

Voilà donc encore un résultat plutôt favorable à l'efficacité de l'HCQ.

Et encore une fois, on dirait que les auteurs ont *cherché à le cacher*.

Croyez-le ou non, en plein milieu de leur étude, les chercheurs ont modifié leur critère d'efficacité.

Initialement, ils avaient, assez logiquement, choisi comme critère principal le nombre d'hospitalisations (et de morts).

Si ce critère avait été conservé, il aurait été clairement favorable à l'HCQ, avec deux fois moins d'hospitalisations.

Mais en cours de route, les auteurs ont décidé de choisir un critère plus vague de « sévérité des symptômes »... qui leur a permis de conclure à l'inefficacité de l'HCQ !

Il est à noter que, le principal auteur de l'étude, le Dr Boulware, a reçu de l'argent du laboratoire Gilead[10], qui produit le remdésivir, le médicament concurrent de l'HCQ.

Voilà un nouveau signe qui laisse penser que la recherche médicale est manipulée, au plus haut niveau.

La vérité, c'est que les études randomisées en double aveugle sont *toutes favorables à l'hydroxychloroquine*, quand le médicament a été donné suffisamment tôt.

Prenez cette étude chinoise, randomisée contre placebo, qui a suivi 62 patients touchés par la Covid[11], publiée le 10 avril 2020.

Au total, sur ces 62 patients, 4 ont vu leur état s'aggraver très sévèrement... et ils étaient tous dans le groupe placebo : aucun des patients sous hydroxychloroquine n'a été hospitalisé.

Même signal favorable dans une étude publiée dans *Clinical Infectious Disease*[12].

---

10. https://www.eventscribe.com/2019/IDWeek/fsPopup.asp?Mode=presenterInfo&PresenterID=688680

11. https://www.medrxiv.org/content/10.1101/2020.03.22.20040758v3.article-info

12. https://academic.oup.com/cid/advance-article/doi/10.1093/cid/ciaa1009/5872589

Ses résultats ne sont pas « significatifs » d'un point de vue statistique, car le nombre de patients est trop faible, mais ils montrent tout de même une réduction de 25 % des hospitalisations dans le groupe qui a reçu l'HCQ, par rapport au groupe placebo.

On retrouve le même genre de résultat avec une étude brésilienne, publiée dans le NJEM (encore)[13].

Là encore, les auteurs concluent à une absence d'efficacité, alors qu'il y a eu cinq morts dans le groupe qui a reçu le placebo, contre trois dans le groupe qui a reçu l'HCQ et l'azithromycine, soit 40 % de moins.

Bien sûr, ce sont de trop petits chiffres, peut-être dus à un hasard statistique, mais c'est un nouveau signal de l'efficacité probable du protocole Raoult.

Et c'est encore le cas, dans une nouvelle étude prétendument « *négative* » publiée dans le *Journal of the American Association*, début novembre 2020[14].

Dans cet essai clinique, on a donné de l'hydroxychloroquine à des patients hospitalisés, dont 65 % étaient dans un état grave, sous oxygène, et 20 % déjà en réanimation.

Le traitement était donné trop tardivement, et l'étude conclut, sans grande surprise, à une absence d'efficacité.

Mais si l'on regarde uniquement le sous-groupe de patients qui n'étaient *pas encore sous oxygène*, donc ceux qui avaient le plus de chance d'avoir un effet positif, l'efficacité de l'hydroxychloroquine atteint 40 % !

Une nouvelle fois, ce résultat n'est pas significatif statistiquement, faute de patients en nombre suffisant dans ce groupe... mais il est positif !

Tous ces résultats « non significatifs » mais positifs ne peuvent pas être liés au hasard : c'est certainement parce que le traitement fonctionne que tous ces signaux sont positifs.

Un grand épidémiologiste, le Pr Harvey Risch de l'université de Yale, a voulu en avoir le cœur net : il a donc compilé toutes

13. https://www.nejm.org/doi/full/10.1056/NEJMoa2019014
14. https://jamanetwork.com/journals/jama/fullarticle/2772922

les études *randomisées*, en traitement préventif ou précoce[15]. En les cumulant, il trouve une réduction d'au moins 24 % du nombre d'infections, d'hospitalisations et de morts, grâce au médicament.

Mais vous comprenez pourquoi la communauté scientifique paraît divisée sur ce médicament.

Parmi les études randomisées, jugées les plus fiables, quasiment aucune ne conclut *clairement* à une efficacité.

Dans plusieurs de ces études, on a donné le médicament trop tardivement (l'étude du *JAMA*), et à des dosages très excessifs (*Solidarity* et *Recovery*).

Et dans les autres, les résultats sont peu significatifs statistiquement, faute de patients en nombre suffisant.

C'est un problème structurel : lorsque vous donnez l'hydroxychloroquine au bon moment, de façon précoce, il est extrêmement difficile d'obtenir des résultats *significatifs*, faute de patients en nombre suffisant.

Pour une raison simple : la plupart des patients guérissent tout seuls.

Pour bien comprendre, prenons l'exemple de l'armée américaine, qui n'a connu lors de la première vague que sept morts sur 40 000 cas positifs, ce qui donne un taux ridicule de mortalité de 0,02 %[16].

Si on avait fait une étude *randomisée* sur ces 40 000 militaires, avec 20 000 militaires prenant de l'hydroxychloroquine, et les 20 000 autres qui prennent un placebo... et si le groupe ayant bénéficié du médicament avait eu un seul mort, contre six morts dans le groupe placebo... eh bien, les scientifiques *n'auraient pas pu conclure avec certitude à l'efficacité de l'HCQ*, car la différence entre les deux groupes n'est pas « significative » statistiquement.

---

15. https://www.medrxiv.org/content/10.1101/2020.09.30.20204693v1
16. https://edition.cnn.com/2020/09/09/politics/joe-biden-us-troop-covid-deaths-fact-check/index.html

Et on parle ici d'une étude qui aurait porté sur 40 000 personnes, alors que la plupart des études portent sur 200 patients !

Tout le drame de l'hydroxychloroquine, c'est qu'il aurait fallu des études *énormes* pour prouver définitivement son efficacité, sur l'ensemble de la population.

Mais personne n'a réalisé une telle étude, ce qui laisse de la place à la controverse.

Pourtant, quand on regarde bien les études randomisées, sans s'arrêter aux conclusions officielles, on voit qu'elles sont plutôt favorables à l'hydroxychloroquine.

Et contrairement à ce qu'on a essayé de faire croire, il n'y a pas que les études randomisées qui comptent pour évaluer les traitements des maladies infectieuses.

La preuve : dans le manuel d'infectiologie de référence, 14 % seulement des traitements sont basés sur des études randomisées[17].

Les études *observationnelles*, qui examinent l'efficacité d'un médicament après coup, sans faire d'essai clinique, apportent un niveau de preuve tout à fait acceptable.

Et elles sont massivement favorables à l'hydroxychloroquine.

## Études observationnelles : feriez-vous confiance à l'expert qui a défendu le Médiator ?

Commençons toutefois, là encore, par les rares études « défavorables ».

17. https://jamanetwork.com/journals/jamainternalmedicine/fullarticle/226373

À nouveau, il est frappant de constater qu'elles ne le sont pas tant que ça, quand on regarde bien[18].

Le meilleur exemple est l'étude française publiée dans le *British Medical Journal (BMJ)*[19].

Les chercheurs déclarent ne pas avoir trouvé d'efficacité de l'HCQ, ce qui n'est pas très surprenant quand on sait qu'elle avait été donnée à des patients hospitalisés et sous oxygène – donc déjà gravement atteints.

Ce qui est notable, c'est que les auteurs sont passés à côté d'un résultat *très intéressant*, issu de leurs propres chiffres.

Sur les 15 patients qui ont reçu de l'HCQ avec de l'azithromycine – le protocole Raoult dans son intégralité –, *aucun n'est mort... ni même passé en réanimation*.

Certes, le nombre de patients concernés est modeste, mais c'est tout de même un fait notable, que les auteurs auraient dû souligner.

De fait, le Pr Raoult s'est immédiatement insurgé contre cet « oubli » :

> **Pourquoi le méthodologiste de l'étude (Pr Philippe Ravaud) a-t-il refusé d'analyser les données qui montrent que l'azithromycine et l'hydroxychloroquine (0 passage en réa, 0 mort, sur 15 patients) marchent mieux que le traitement standard (16 passages en réa, 3 morts, sur 63) ?[20]**

---

18. On pourrait aussi parler de cette étude publiée dans le NEJM, sur plus de 1 400 malades hospitalisés pour Covid-19 dans un grand hôpital de New York: https://www.nejm.org/doi/full/10.1056/nejmoa2012410. Cette étude, largement relayée par les médias, a abouti à une conclusion négative. Mais les auteurs ont fait une *manipulation* pour obtenir ce résultat. Ils ont mélangé les cas d'intubation et de mort, plutôt que d'examiner l'effet de l'HCQ sur le nombre d'intubations d'un côté, et le nombre de morts de l'autre. Or, quand on va fouiller dans les chiffres *cachés au fond de l'étude*, on découvre que, parmi les patients très gravement malades, en état de détresse respiratoire, ceux qui ont reçu de l'HCQ ont été 60 % à mourir, et ceux qui n'en ont pas reçu ont été 89 % à mourir.
19. https://www.bmj.com/content/369/bmj.m2328
20. https://twitter.com/raoult_didier/status/1261268800684638211

Ce qui est intrigant, c'est que le méthodologiste en question, le Pr Philippe Ravaud…

… n'est autre que l'expert qui a défendu le Médiator, pour le compte du laboratoire Servier !

En 2009, alors que la dangerosité du Médiator était évidente, ce cher Pr Ravaud, rémunéré par Servier, *était opposé au retrait du médicament* ! Tout ce qu'il demandait, du bout des lèvres, c'était des « *modifications du résumé des caractéristiques du produit* »[21].

Peut-on faire confiance à un tel expert lié aux laboratoires pharmaceutiques ?

Quoi qu'il en soit, le fait est que les quelques études défavorables à l'HCQ… ne le sont pas vraiment.

Mais surtout, le nombre d'études favorables est désormais infiniment plus grand.

Et elles sont d'autant plus convaincantes que personne au monde n'a *intérêt* à trouver des résultats favorables à l'HCQ.

C'est un médicament qui ne rapporte rien, il n'y a aucun lobbying en sa faveur, et aucun scientifique n'a rien à gagner à en faire la promotion.

Au contraire, entre l'influence de Big Pharma et l'intervention de Donald Trump en faveur de la chloroquine, il est plutôt mal vu de défendre ce médicament.

Cela donne donc un poids *non négligeable* aux études qui obtiennent des résultats positifs, même si elles ne sont pas randomisées.

Voici donc quelques exemples d'études observationnelles favorables à l'HCQ, qui ont bizarrement été passées sous silence par les médias :

- La plus connue est celle menée à l'hôpital américain Henry Ford, publiée en juillet dans le très respecté *International Journal of Infectious Diseases*[22]. Les chercheurs ont examiné l'impact de l'HCQ donnée le plus tôt possible à des patients hospitalisés, et concluent que ce médicament diminuerait la mortalité *de moitié* par rapport à ceux qui ne l'ont pas reçue (13,5 % de morts contre 26,4 %).

21. https://www.vie-publique.fr/sites/default/files/rapport/pdf/114000028.pdf
22. https://www.ijidonline.com/article/S1201-9712(20)30534-8/fulltext

- L'autre grande étude publiée en juillet a été menée dans un réseau de huit hôpitaux à New York, et aboutit à la même conclusion[23] : l'HCQ *diviserait par deux* le taux de décès parmi les patients hospitalisés – là encore, le médicament a été donné rapidement, en général dans les vingt-quatre heures suivant l'hospitalisation.
- Des résultats concordants ont été rapportés par des chercheurs italiens, avec une réduction de 66 % de la mortalité[24] sur 539 patients hospitalisés à Milan chez ceux qui ont reçu l'HCQ avec de l'azithromycine.

Dans la même veine, une étude menée sur plus de 3 000 patients italiens conclut à une réduction de la mortalité de 30 % grâce à l'HCQ[25]. Une autre étude italienne confirme cette efficacité quand le médicament est associé à l'azithromycine[26].

En Arabie saoudite aussi, une étude réalisée sur plus de 5 000 patients, dans tout le pays, conclut à une mortalité divisée par deux[27].

Bref, cela fait beaucoup d'études positives, sur un nombre élevé de patients, dans un très grand nombre de pays du monde.

Au total, en janvier 2021, près de 200 études avaient été réalisées sur ce médicament, et *l'immense majorité* de ces études concluait à son efficacité contre la Covid.

Si l'hydroxychloroquine était inefficace, un tel résultat global serait impossible (la probabilité que cela se produise a été calculée à moins de 1 chance sur 1 milliard[28]).

Mieux : quand l'hydroxychloroquine a été donnée de façon précoce, comme le recommande le Pr Raoult, 100 % des études sont favorables à l'hydroxychloroquine !

---

23. https://pubmed.ncbi.nlm.nih.gov/32607928/
24. https://www.ijidonline.com/article/S1201-9712(20)30600-7/fulltext
25. http://www.francesoir.fr/opinions-entretiens/interview-exclusive-une-etude-italienne-sur-3-451-patients-confirme-lefficacite
26. https://ascpt.onlinelibrary.wiley.com/doi/full/10.1111/cts.12860
27. https://www.medrxiv.org/content/10.1101/2020.09.09.20184143v1
28. https://hcqmeta.com/

Je répète: quand le traitement est donné de façon précoce, toutes les études réalisées concluent à une relative efficacité de l'hydroxychloroquine.

Dès la fin de l'été 2020, tout cela était évident – et c'est ce qui a conduit le Pr Harvey Risch à publier dans la presse une tribune sans concession:

> « En tant que professeur d'épidémiologie à la Yale School of Public Health, j'ai rédigé plus de 300 publications évaluées par des pairs et j'occupe actuellement des postes de direction au sein des comités de rédaction de plusieurs revues de premier plan.
> J'ai été déconcerté de constater qu'en pleine crise, je dois me battre pour un traitement soutenu pleinement par les données, mais qui, pour des raisons n'ayant rien à voir avec une compréhension correcte de la science, a été mis à l'écart.
> Je parle, bien sûr, du médicament hydroxychloroquine. Lorsque ce médicament à prise orale, peu coûteux, est administré très tôt dans l'évolution de la maladie, avant que le virus n'ait eu le temps de se multiplier de manière incontrôlable, il s'est révélé très efficace, surtout lorsqu'il est administré en association avec les antibiotiques azithromycine ou doxycycline et le complément nutritionnel zinc[29].

Et s'il vous reste le moindre doute, regardez ce qui s'est passé dans les maisons de retraite.

## Ce qui s'est passé en Ehpad est particulièrement révélateur

Dans la plupart des pays occidentaux, près de *la moitié des morts* de la Covid ont eu lieu en maison de retraite.

C'est bien le lieu où les gens ont le plus de risque de mourir de cette maladie.

C'est tragique humainement, mais c'est instructif *médicalement et statistiquement*.

---

29. http://www.francesoir.fr/opinions-tribunes/la-cle-pour-vaincre-la-covid-19-existe-deja-nous-devons-commencer-lutiliser

Car les résidents sont très âgés et souffrent souvent de pathologies chroniques ; leur risque de mourir de la Covid (ou de n'importe quelle infection) est donc élevé.

Il n'y a donc pas besoin d'avoir des centaines de patients pour voir si un médicament fonctionne !

L'équipe du Pr Raoult a effectué un dépistage précoce dans certaines maisons de retraite de Marseille, et a pu administrer son protocole à beaucoup de résidents.

Résultat ? Il y a eu près de *moitié moins de morts* chez les patients qui ont bénéficié de son protocole[30].

Des résultats similaires ont été trouvés par des scientifiques de la Principauté d'Andorre – qui n'ont pourtant rien à gagner à faire la promotion du protocole Raoult[31] !

Même succès en région parisienne : le groupe hospitalier Le Raincy-Montfermeil a publié une étude rétrospective de l'effet du protocole Raoult chez des patients très âgés et a conclu à un « bénéfice réel »[32].

Au Brésil, un grand prestataire de santé, Prevent Senior, a adopté le protocole Raoult pour ses clients dès le début de l'épidémie.

Et le résultat est assez incroyable : chez Prevent Senior, qui compte pourtant 112 000 utilisateurs de plus de 79 ans, il y a eu *moins de morts* au 1er semestre 2020 qu'au 1er semestre 2019[33] !

Autrement dit, chez Prevent Senior, une institution qui a détecté et traité très tôt ses patients, comme le recommande le Pr Raoult, les résultats sont excellents, comme si l'épidémie de Covid n'avait pas existé.

Au total, vous avez peut-être la tête qui tourne avec tous ces chiffres !

---

30. https://www.mediterranee-infection.com/wp-content/uploads/2020/08/EHPAD-Covid-19-Marseille-v20200821.pdf
31. https://www.researchsquare.com/article/rs-70219/v1
32. https://www.ncbi.nlm.nih.gov/pmc/articles/PMC7280102/
33. https://exame.com/negocios/kit-covid-prevent-senior-envia-hidroxicloroquina-para-casa-dos-pacientes/

Mais ils prouvent *au moins une chose* : il n'y a pas qu'à l'IHU de Marseille qu'on croit dur comme fer à l'efficacité de l'hydroxychloroquine.

## Un traitement utilisé dans le monde entier... avec succès

On a voulu vous faire croire que l'IHU de Marseille était un petit village d'irréductibles Gaulois menés par un druide étrange, et qui croient à l'efficacité de leur traitement, envers et contre tout.

Mais la réalité, c'est que partout dans le monde, des autorités de santé et de grands médecins plébiscitent le protocole Raoult.

En septembre 2020, c'est bien celui-ci qui a été recommandé par 20 médecins américains, dans une étude publiée dans la prestigieuse revue *American Journal of Medicine*[34].

À l'automne, les trois grandes nations non occidentales, l'Inde, la Chine[35] et la Russie[36], avaient inclus ce médicament dans leurs recommandations officielles.

L'Inde utilisait d'ailleurs massivement l'hydroxychloroquine, à la fois en traitement[37] et en prévention (donc pour des personnes qui ne sont ni malades ni testées positives à la Covid[38]).

Et il y a beaucoup d'autres pays qui ont largement utilisé ce médicament : l'Indonésie, la Turquie, le Brésil, Israël, la Grèce, le Costa Rica, le Panama, l'Algérie, le Maroc, le Sénégal, etc.

---

34. https://www.amjmed.com/article/S0002-9343(20)30673-2/fulltext
35. En Chine, parmi les nombreux traitements recommandés, on trouve bien la chloroquine (qui a un atome d'oxygène de différence avec l'hydroxychloroquine). https://www.archyde.com/china-approves-chloroquine-instead-of-hydroxychloroquine-against-covid-19/
36. https://static-0.minzdrav.gov.ru/system/attachments/attaches/000/052/548/original/%D0%9C%D0%A0_COVID-19_%28v.9%29.pdf?1603730062
37. https://www.mohfw.gov.in/pdf/UpdatedClinicalManagementProtocolforCOVID19dated03072020.pdf
38. https://health.economictimes.indiatimes.com/news/pharma/why-icmr-continues-to-stand-firm-on-using-hydroxychloroquine-as-prophylaxis/76172274

Et aucun de ces pays n'a eu à s'en plaindre, bien au contraire!

Le Sénégal, le pays de naissance du Pr Raoult, a été cité en exemple par une revue américaine pour sa gestion de la Covid[39]... et c'est un des pays qui utilisent le plus l'hydroxychloroquine.

Le ministre de la Santé de l'Algérie s'est félicité des excellents résultats de l'usage massif de la chloroquine, décidé dès le mois de mars[40].

Au total, des chercheurs indépendants ont fait le calcul: sur 1,8 milliard de personnes dans différents pays au monde, ceux qui habitent dans les pays où la prescription d'hydroxychloroquine a été encouragée à des stades précoces ont subi 76 % de mortalité en moins que les habitants des pays qui l'ont interdite ou boudée[41].

Bien sûr, ce n'est pas une preuve, car il peut y avoir beaucoup d'autres raisons qui expliquent cette différence.

Mais si l'on y regarde de plus près, les « coïncidences » en faveur de l'hydroxychloroquine sont très nombreuses.

Prenez la Grèce: avec une population très âgée et plus de la moitié de ses habitants en surpoids, on aurait pu s'attendre au pire[42].

Mais dès le début de l'épidémie, le pays a commandé cinq tonnes de chloroquine et l'a utilisée massivement, à l'hôpital et en ville[43].

Résultat: en juin 2020, la Grèce faisait partie des pays *les moins touchés* par la mortalité Covid, et sa gestion de crise a été saluée par l'Organisation mondiale de la santé.

Ce qui s'est passé au Panama est peut-être encore plus intéressant.

---

39. https://www.rfi.fr/fr/afrique/20200911-coronavirus-le-s%C3%A9n%C3%A9gal-exemple-gestion-la-crise-selon-une-revue-am%C3%A9ricaine
40. https://www.dzairdaily.com/efficacite-chloroquine-en-algerie-prouvee-benbouzid-ministre-sante/
41. https://hcqtrial.com/
42. https://www.letemps.ch/monde/grece-resiste-mieux-quattendu-covid19
43. https://inchloroquinwetrust.com/actualites/dr-konstantinos-nikitidis-fb83-e1248-1.html

Ce petit pays a retiré l'hydroxychloroquine après l'étude frauduleuse du *Lancet*, puis l'a réintroduite quelques semaines plus tard.

Le résultat est frappant:

- La mortalité était stable lorsque l'hydroxychloroquine était recommandée.
- Elle a brutalement augmenté après son interdiction...
- Et puis, elle a nettement reculé quand le médicament a à nouveau été autorisé.

Le ministre de la Santé du Panama lui-même a attribué l'évolution favorable à la reprise du traitement par hydroxychloroquine[44].

Mais peut-être est-ce simplement une coïncidence?

Si c'est le cas, il faut expliquer aussi pourquoi le Costa Rica, qui a été le premier pays d'Amérique centrale à adopter massivement l'hydroxychloroquine, s'en est mieux sorti que ses voisins, à l'été 2020.

Il faut expliquer aussi pourquoi, au Brésil, une région du Nord a obtenu de meilleurs résultats que les autres!

Il s'agit de la région de Pará, qui a immédiatement importé 90 000 doses d'HCQ et 75 000 doses d'azithromycine, et les a distribuées aux personnes infectées par la Covid[45].

Résultat: la mortalité a subitement reculé, alors que dans le reste du Brésil, qui n'utilisait pas (encore) le protocole Raoult, la mortalité est restée stable.

Aux États-Unis aussi, les États ont eu des stratégies médicales très différentes, certains interdisant purement et simplement l'hydroxychloroquine.

Eh bien, la mortalité a été deux fois plus élevée dans les États où l'hydroxychloroquine était difficile à obtenir, par rapport à ceux où la prescription de ce médicament n'était pas restreinte[46].

---

44. https://www.prensa.com/impresa/panorama/la-causa-del-descenso-de-muertes-el-nuevo-debate/
45. https://academic.oup.com/aje/advance-article/doi/10.1093/aje/kwaa152/5873640
46. http://www.francesoir.fr/covid-19-etats-unis-deux-combats-divergents-les-democrates-ciblent-trump-les-republicains

Encore une fois, ce ne sont pas des preuves formelles, mais toutes ces observations vont plutôt *dans le même sens*.

Et n'oublions jamais que l'observation des médecins de terrain *a aussi de la valeur* – moins de valeur qu'une étude bien menée, mais beaucoup plus que des études frauduleuses !

Dans un grand sondage réalisé sur plus de 6 000 médecins dans 30 pays, au début de l'épidémie, l'hydroxychloroquine a été majoritairement considérée comme le traitement « *le plus efficace* » contre la Covid-19[47].

En France, c'est le Pr Perronne, chef du service des maladies infectieuses de l'hôpital de Garches, qui en a témoigné avec force :

> **Au tout début de l'épidémie, j'ai des collègues âgés, retraités, qui étaient tombés malades, qui se sentaient mourants, prêts à aller à l'hôpital, ils ont pris le traitement (du Pr Raoult) et tous, ils m'ont dit, "en 24-48 heures on était ressuscités".**
> **Et c'est ce que moi j'ai vu dans le service, ce que les aides-soignants et les infirmières du service ont vu, le traitement marche extrêmement rapidement s'il n'est pas donné trop tard[48].**

Dans le monde entier, des médecins de terrain se sont mobilisés pour témoigner de l'efficacité de l'hydroxychloroquine, contre la diabolisation dont elle a fait l'objet[49 50].

Pourquoi l'auraient-ils fait, alors qu'ils n'ont rien à gagner à défendre cette molécule, s'ils n'avaient pas observé une efficacité ?

Vous le voyez, au mois d'octobre 2020, il y avait une accumulation de preuves flagrantes, non seulement de la non-toxicité de l'hydroxychloroquine, mais de son efficacité contre la Covid-19.

---

47. https://public-cdn.sermo.com/covid19/c8/be4e/4edbd4/dbd4ba4ac5a3b3d9a479f99cc5/wave-i-sermo-covid-19-global-analysis-final.pdf
48. Interview du Pr Perronne d'août 2020 sur la chaîne YouTube Thana TV, clôturée depuis.
49. https://jdmichel.blog.tdg.ch/media/02/02/4285801817.pdf
50. https://www.thedesertreview.com/news/local-el-centro-doctor-speaks-on-behalf-of-hcq-cocktail/article_8a46289e-f83d-11ea-8071-63644541be60.html

Et pourtant, c'est à ce moment-là que l'Agence du médicament a refusé de lui accorder une recommandation temporaire d'utilisation (RTU).

C'en était trop pour le Pr Raoult, qui a décidé de porter l'affaire en justice.

Il a immédiatement décidé de contester le refus de la RTU sur l'hydroxychloroquine.

Mais il est allé plus loin : il a aussi *porté plainte au pénal* pour « *mise en danger de la vie d'autrui* ».

Car il s'agit bien de mise en danger de la vie d'autrui.

L'hydroxychloroquine n'est pas un médicament miracle, mais elle réduit d'au minimum 20 % les symptômes, les risques d'hospitalisation et la mortalité liée à la Covid.

Sur 40 000 morts enregistrés en octobre, au moment de la plainte du Pr Raoult, cela faisait au moins 8 000 vies au minimum qui auraient pu être sauvées.

Interdire ce médicament était pire que de la mise en danger, c'était presque de la complicité d'homicide.

Le scandale hydroxychloroquine est donc clair. Mais c'est le contraste avec *un autre médicament* qui le rend plus criant encore.

En octobre, les autorités prennent une décision au moins aussi sidérante que le refus de l'hydroxychoroquine : elles acceptent la distribution large du remdésivir, un médicament inefficace à 2 000 euros :

> **Deux poids, deux mesures, a dénoncé le Pr Raoult sur Twitter. Dominique Martin, directeur de l'ANSM, refuse toute RTU pour l'hydroxychloroquine, mais autorise l'envoi de mails promotionnels par Gilead pour le remdésivir, et en organise la distribution gratuite[51].**

Vous allez le voir : le « deux poids, deux mesures » est à peine croyable.

---

51. https://twitter.com/raoult_didier/status/1319587195473321984?lang=fr

# # ACTE 5

# Le hold-up du laboratoire Gilead avec son remdésivir à 2 000 euros

Tout au long de l'année 2020, on observe une différence de traitement considérable entre l'hydroxychloroquine, vieux médicament à 5 euros la boîte, et le remdésivir, nouvelle molécule à 2 000 euros.

« *Depuis le début on veut nous faire bouffer du remdésivir, alors qu'on sait que ça ne marche pas et que c'est toxique* », a dénoncé le Pr Raoult en octobre 2020, sur LCI[1].

Et en effet, c'est exactement ce qui s'est passé.

On sait depuis début 2020 que ce médicament est toxique pour les reins et le foie – cela avait été montré quand le remdésivir a été testé contre Ebola.

Au mois de juin 2020, une étude française en avait donné d'ailleurs une confirmation spectaculaire[2].

Sur cinq patients gravement malades de la Covid, qui avaient reçu du remdésivir à l'hôpital Bichat :

- Deux patients ont eu une *insuffisance rénale* grave, à tel point qu'ils ont dû être placés sous dialyse.
- Deux autres patients ont dû arrêter le traitement, car l'état de leur *foie* était en train de se dégrader rapidement.

Deux mois plus tard, l'Organisation mondiale de la santé l'a confirmé officiellement : les patients sous remdésivir avaient un

---

1. https://www.lci.fr/sante/video-coronavirus-interview-didier-raoult-sur-lci-replay-je-ne-suis-pas-nostradamus-2168360.html
2. https://www.sciencedirect.com/science/article/pii/S1201971220305282

nombre élevé de problèmes aux reins et au foie, par rapport à ceux qui recevaient un autre médicament[3].

C'est d'autant plus problématique que la Covid-19 elle-même peut créer de graves dégâts aux reins et au foie – il est donc risqué de donner aux malades un médicament qui malmène ces organes.

Mais le plus invraisemblable, c'est que ce médicament potentiellement toxique est aussi *totalement inefficace*.

De fait, la première grande étude randomisée, réalisée par les Chinois et publiée dans *The Lancet* fin avril, a conclu à une inefficacité totale contre la Covid-19[4].

La seconde grande étude randomisée, réalisée par les Américains et publiée dans le *New England Journal of Medicine* en mai 2020, a également conclu à l'inefficacité de ce médicament sur la *mortalité*[5].

Avec ces deux grandes études, la *messe était dite* pour le remdésivir.

Même la Pre Karine Lacombe, en liens d'intérêts avec Gilead, l'avait reconnu le 25 juin 2020, devant la commission d'enquête parlementaire de l'Assemblée nationale :

> **À ce jour, les données publiées ne montrent pas d'effet du remdésivir sur la mortalité[6].**

Autrement dit, le remdésivir *ne sauve pas de vies*... et c'était prévisible depuis le début !

Car le remdésivir est un antiviral, et les antiviraux ne fonctionnent que lorsqu'ils sont donnés *très tôt*, dès le début de l'infection.

---

3. https://www.who.int/medicines/regulation/medicines-safety/COVID19-PV-update11.pdf
4. https://www.thelancet.com/journals/lancet/article/PIIS0140-6736(20)31022-9/fulltext
5. https://www.nejm.org/doi/full/10.1056/NEJMoa2007764
6. http://www.assemblee-nationale.fr/dyn/15/comptes-rendus/covid19/l15covid191920029_compte-rendu

« *Nous le savons depuis la grippe : le Tamiflu, mis au point par Gilead, n'est efficace que pendant les deux premiers jours* », avait rappelé le Pr Raoult devant la même commission d'enquête[7].

Or, le remdésivir est un médicament qui ne peut être donné qu'à l'hôpital... donc trop tard !

Pire : sa toxicité a été *masquée* par des manipulations statistiques.

Dans une vidéo publiée le 6 juin 2020, le Pr Raoult a expliqué comment l'étude « phare » sur le remdésivir a pu conclure à son absence d'effets indésirables sérieux[8] :

> **Dans les effets secondaires, les auteurs de l'étude font un truc que je n'ai jamais vu, ils mélangent l'insuffisance rénale avec la constipation et la nausée. Quand vous comparez le groupe placebo avec le groupe qui a eu du remdésivir, il n'y a pas de différence significative quand vous additionnez tous ces effets secondaires.**
> **Mais il y a une différence significative quand vous ne prenez que l'insuffisance rénale – plus nombreuses dans le groupe remdésivir, évidemment.**

Donc, grâce à un tour de passe-passe statistique, les auteurs de l'étude peuvent conclure qu'il n'y a pas de différence significative entre le nombre d'effets indésirables du groupe placebo et celui qui a reçu le remdésivir, alors que quand on creuse les chiffres, on voit que le médicament a causé davantage d'insuffisances rénales, ce qui est très grave.

Et pourtant, le 3 juillet 2020, le remdésivir a obtenu une *autorisation de mise sur le marché* de la part de l'Union européenne.

Et quelques jours après, la France a donné une « *autorisation temporaire d'utilisation* » (ATU) à ce médicament, face à la Covid.

C'est franchement incompréhensible.

---

7. http://www.assemblee-nationale.fr/dyn/15/comptes-rendus/covid19/l15covid191920028_compte-rendu
8. https://www.youtube.com/watch?v=QBHskgiY7MM&t=2129s

Redisons-le : ce médicament avait échoué à montrer le moindre impact sur la mortalité[9].

Et pourtant, ce médicament manifestement inefficace a obtenu une ATU, pourtant beaucoup plus difficile à obtenir que la RTU refusée à l'hydroxychloroquine.

C'était d'autant plus étrange que, selon une revue d'études publiée *en juillet* dans le *British Medical Journal*, l'hydroxychloroquine avait montré plus d'efficacité que le remdésivir *sur la vitesse de rétablissement*... qui a pourtant été le prétexte utilisé pour autoriser le remdésivir[10].

En septembre, le Pr Lina, membre du Conseil scientifique, a eu beaucoup de mal à justifier l'autorisation du remdésivir :

> **Nous sommes dans un contexte de pénurie de traitement. C'est du fait de ce contexte que l'Agence européenne du médicament a donné une autorisation provisoire, même en l'absence de données robustes d'efficacité, pour éviter les pertes de chances[11].**

Mais ce « contexte de pénurie », n'était-il pas une bonne raison de donner une *autorisation temporaire* à l'hydroxychloroquine dès l'été 2020 ?

---

9. Il y avait alors *une seule donnée* favorable au remdésivir, publiée dans l'étude américaine : le remdésivir semblait réduire légèrement la durée d'hospitalisation des patients. Mais si on regardait bien, on pouvait voir que ce résultat positif avait été obtenu par des « bidouillages » statistiques. Le critère de jugement a été modifié en cours de route, ce qui est normalement interdit : au moment où les auteurs de l'étude ont vu que le médicament ne sauvait pas de vies, ils ont décidé que le plus important était la durée d'hospitalisation, plutôt que la mortalité. De plus, il apparaît que les patients qui prenaient du remdésivir étaient en meilleur état, au départ, que ceux qui ont reçu le placebo. Et enfin, il y a neuf patients qui manquent dans le résultat final, contre trois pour le placebo (ces neuf patients ont-ils eu des effets indésirables graves ? Voir https://wattsupwiththat.com/2020/10/26/remdesivir-for-covid-19-study-accidentally-proved-effectiveness-of-hydroxychloroquine/).

10. https://www.bmj.com/content/370/bmj.m2980

11. http://www.senat.fr/compte-rendu-commissions/20200907/ce_covid.html#toc10

Le « deux poids, deux mesures » est encore plus flagrant avec cette déclaration du Pr Yazdanpanah, devant les sénateurs, le 15 septembre 2020 :

> **En ce qui concerne le remdesivir, nous n'avons à ce stade aucune preuve de son efficacité : aucun des quatre essais cliniques internationaux qui l'ont testé n'a apporté une telle preuve. Nous estimons qu'il faut continuer l'évaluation[12].**

Donc, les preuves de l'inefficacité du remdésivir sont claires, nous dit ce professeur, mais « *il faut continuer l'évaluation* ».

Pourtant, dans la même audition, il explique que c'est le contraire pour l'hydroxychloroquine :

> **C'est pour ce motif d'absence d'efficacité que nous avons arrêté le bras hydroxychloroquine de Discovery.**

Je rappelle qu'au moment de l'arrêt de l'essai *Discovery*, le groupe hydroxychloroquine avait *moins de morts* que dans le groupe placebo.

Certes, les résultats n'étaient pas significatifs statistiquement, faute de patients en nombre suffisant.

Mais c'était une raison de continuer l'essai, plutôt que de l'arrêter.

Surtout quand on apprend que le remdésivir, lui, continuait à être évalué malgré les preuves évidentes de son inefficacité.

Bref, les décisions de l'été étaient déjà incompréhensibles : arrêt des essais cliniques sur l'hydroxychloroquine, et autorisation temporaire d'utilisation accordée au remdésivir.

Mais ce qui s'est passé à l'automne est *encore plus choquant*.

---

12. http://www.senat.fr/compte-rendu-commissions/20200914/ce_covid.html

## En octobre, l'inefficacité du remdésivir est désormais CERTAINE, mais l'Union européenne en achète pour 1 milliard d'euros !

Le 8 octobre 2020, la Commission européenne a signé un contrat avec Gilead pour l'achat de 500 000 doses de remdésivir[13].

Cinq cent mille doses à 2 070 euros le traitement, cela fait un contrat à plus d'1 milliard d'euros.

Tout cet argent, pour un médicament inefficace contre la Covid-19, et toxique pour le foie et les reins.

Et le plus grave, c'est que le 8 octobre, l'Organisation mondiale de la santé avait déjà *finalisé* son grand essai clinique *Solidarity*…

… et produit des résultats prouvant définitivement l'inefficacité TOTALE du remdésivir.

Selon l'OMS, le médicament n'a aucun impact sur la mortalité, aucun impact sur la durée d'hospitalisation, aucun impact sur la charge virale. Bref, zéro efficacité.

Ces résultats sont définitifs, car l'essai *Solidarity* a été conduit sur près de 12 000 patients, dans 500 centres hospitaliers de plus d'une trentaine de pays.

Et pourtant, le 8 octobre, la Commission réserve pour 1 milliard d'euros de remdésivir.

Certes, l'OMS n'a rendu public ses résultats que le 15 octobre, donc une semaine après.

Mais ces conclusions avaient déjà été communiquées à Gilead le 23 septembre… et Gilead n'a rien dit à la Commission européenne.

Et de toute façon, la Commission européenne aurait dû contacter l'OMS avant de signer le contrat à 1 milliard d'euros[14], car tout le monde savait qu'il y avait une grande étude en cours.

---

13. https://www.lefigaro.fr/flash-eco/covid-19-l-ue-passe-contrat-aux-etats-unis-pour-500-000-doses-de-remdesivir-20201008

14. https://www.rtbf.be/info/societe/detail_coronavirus-le-remdesivir-cet-antiviral-qui-se-vend-en-masse-contre-le-covid-mais-dont-l-efficacite-laisse-les-scientifiques-perplexes?id=10620378

Des voix scientifiques se sont élevées contre ce scandale. Marie-Paul Kieny, directrice de recherche au CNRS, a parlé d'un «*énorme gaspillage*» pour les pays de l'Union européenne[15].

Mais personne à Bruxelles n'a dénoncé ce scandale, et surtout dénoncé ce contrat obtenu par manipulation.

Comment ne pas voir, une fois de plus, l'influence de Big Pharma, dont le journal *Le Monde* nous avait avertis dans un article de 2015 intitulé «*Un rapport pointe l'influence excessive du secteur pharmaceutique à Bruxelles*[16]».

Et on a exactement le même problème en France. Sans la puissance de Big Pharma, comment expliquer que la direction générale de la santé en France ait écrit à tous les hôpitaux pour leur dire que, grâce à l'Union européenne, il y avait des stocks gratuits de remdésivir à écouler[17] ?

Cela s'est passé fin octobre 2020. Sur CNews, le Pr Parola, bras droit de Didier Raoult à l'IHU, n'en revenait pas:

> **Le remdésivir vient d'être livré dans les hôpitaux, c'est un médicament qu'il nous est recommandé d'utiliser parce qu'il est gratuit, alors qu'on sait qu'il ne marche pas et qu'il est toxique pour le rein[18].**

À l'automne, donc, nos autorités ne voyaient *aucun inconvénient* à injecter à des patients malades de la Covid-19 un médicament inefficace et probablement toxique.

L'avocat du Pr Raoult, Me Di Vizio, a parfaitement résumé la situation:

---

15. https://www.sciencemag.org/news/2020/10/very-very-bad-look-remdesivir-first-fda-approved-covid-19-drug
16. https://www.lemonde.fr/economie/article/2015/09/02/un-rapport-pointe-l-influence-excessive-du-secteur-pharmaceutique-a-bruxelles_4743132_3234.html
17. http://www.francesoir.fr/societe-sante/covid-19-deux-poids-deux-mesures-pour-les-traitements
18. Interview sur CNews du 26 octobre 2020.

> On est dans un scandale sanitaire : les institutions de l'État poussent le remdésivir et critiquent la chloroquine, pendant que les études préliminaires étaient prometteuses.
> C'est une différence de traitement qui mérite d'être explorée dans le cadre d'une enquête, et au plus vite. Plutôt que de confiner et reconfiner, un traitement contre la Covid-19 est la seule voie sérieuse qui reste à la France. Celui-ci existe, et il appartiendra au juge pénal de connaître les raisons pour lesquelles l'État refuse de le promouvoir, à coup de mensonges énormes, au détriment de la santé des patients[19].

Les raisons de ces décisions honteuses sont simples et tiennent probablement en trois mots : « conflit d'intérêts ».

## La pieuvre Gilead : la plupart des experts français ont touché de l'argent !

Devant la Commission d'enquête de l'Assemblée nationale, le Pr Raoult a déclaré :

> Quand j'ai parlé pour la première fois de la chloroquine, quelqu'un m'a menacé, à plusieurs reprises, de manière anonyme. J'ai porté plainte et j'ai fini par découvrir que c'était celui qui avait reçu le plus d'argent de Gilead depuis six ans.

Ce n'est pas un cas isolé : la plupart des experts français sont en liens d'intérêts avec le laboratoire Gilead. Tenez-vous bien : sur les 114 membres du *Collège des universitaires des maladies infectieuses et tropicales* (CMIT), 97 ont reçu des sommes d'argent de la part de Gilead Sciences depuis 2012.

Donc, 85 % des spécialistes français les plus reconnus des maladies infectieuses ont touché de l'argent de Gilead.

---

19. https://www.caducee.net/actualite-medicale/15198/hydroxychloroquine-le-pr-raoult-assigne-l-ansm-et-son-directeur-devant-les-tribunaux-hcq-covid19.html

La stratégie du laboratoire est claire : s'attirer les bonnes grâces du plus grand nombre d'experts possible.

Au total, Gilead a versé 18,5 millions d'euros aux professionnels de santé en France, depuis 2013[20].

Ce n'est pas de la générosité : c'est un investissement qui doit pouvoir « rapporter » gros.

Et manifestement, cela fonctionne.

Le 6 juin 2020, le Pr Raoult a montré que l'opinion des experts du CMIT sur la chloroquine était directement liée aux montants qu'ils ont perçus de Gilead[21].

Plus les infectiologues français ont touché de l'argent de Gilead, plus ils ont défendu une opinion *défavorable* à l'hydroxychloroquine, cette molécule peu coûteuse qui faisait de l'ombre au médicament hors de prix de Gilead.

Il faut bien voir que les enjeux financiers sont immenses.

Selon les calculs du Pr Raoult, ce sont *11 milliards d'euros d'actions* de Gilead qui ont été échangées pendant cette période Covid !

Or, l'évolution du cours de Bourse de Gilead était directement liée à la question de l'efficacité (ou non) de la chloroquine, et donc en partie aux déclarations du Pr Raoult.

> **Je vous joins une courbe faite par un de mes collaborateurs sur l'évolution du cours du Gilead en fonction des différentes interventions, a dit le Pr Raoult aux sénateurs.**
> **On voit que la volatilité du cours de Gilead est très influencée par le fait que l'hydroxychloroquine est considérée comme étant un médicament substituable au remdésivir[22].**

Pour Gilead, il était donc vital de faire contre-feu aux déclarations du Pr Raoult.

Et c'est ainsi qu'une « armée » d'experts a investi les plateaux de télévision, pour diffuser la bonne parole.

---

20. https://www.marianne.net/societe/discovery-les-experts-francais-qui-cherchent-un-traitement-contre-le-covid-sont-ils-sous-l
21. https://www.sciencedirect.com/science/article/pii/S2052297520300627
22. https://gomet.net/didier-raoult-devant-les-senateurs/3/

## À la télé, et dans les coulisses du pouvoir : priorité aux experts en conflit d'intérêts

Je ne ferai pas la liste de tous les experts qui ont défilé, à la télévision, sans déclarer leurs conflits d'intérêts.

Je me contenterai de l'exemple révélateur de Karine Lacombe, chef de service des maladies infectieuses à l'hôpital Saint-Antoine, qui est passée plus de 20 fois sur les chaînes télé et radio en mars et avril 2020.

Dès le début, elle s'est montrée remontée contre l'hydroxychloroquine et le Pr Raoult.

Dans son intervention télévisuelle le 24 mars 2020, son biais anti-chloroquine est flagrant :

> **On a mis en place beaucoup plus rapidement que prévu les essais qu'il fallait et on montrera très rapidement que la chloroquine ne marche pas et que d'autres marchent[23].**

C'est une déclaration objectivement ahurissante.

Surtout quand on sait que les « autres médicaments » testés dans *Discovery* – ceux dont elle était certaine qu'ils allaient « marcher » – étaient le remdésivir et le Kaletra, produits par les laboratoires Gilead et AbbVie, qui sont deux laboratoires dont elle a touché de l'argent.

Et savez-vous ce que la Pre Lacombe a déclaré, pour sa défense ?

> **En travaillant comme ça avec tous les labos, on ne peut pas penser que je puisse favoriser un médicament plutôt qu'un autre[24].**

Effectivement, Karine Lacombe a été rémunérée par de nombreux laboratoires, y compris Gilead[25].

---

23. https://www.lci.fr/replay/video-24 h-pujadas-du-mardi-24-mars-2020-2149007.html
24. https://www.cochrane.org/fr/CD004876/ARI_les-vaccins-pour-la-prevention-de-la-grippe-saisonniere-et-de-ses-complications-chez-les-personnes
25. https://factuel.afp.com/les-liens-linterets-entre-labos-et-medecins-le-soupcon-permanent

Certes, entre le Kaletra d'Abbvie et le remdésivir de Gilead, elle n'a probablement pas de préférence... mais entre ces médicaments qui rapportent gros, et un médicament ancien qui ne rapporte plus rien aux laboratoires, le risque de biais est manifeste.

Et pourtant, c'est cette experte-là qui a été choisie par le Premier ministre Édouard Philippe pour parler du coronavirus, dans une conférence de presse du 28 mars 2020.

C'est le signe que nos décideurs, au plus haut niveau, ont eux aussi été influencés par le pouvoir énorme de Gilead.

Comme l'a révélé, sous couvert d'anonymat, un grand infectiologue parisien au journal *Marianne* :

> **Gilead a atteint un tel pouvoir qu'il peut compter sur certains grands professeurs pour faire office de lobbyistes officieux, ce qui a fait que le remdésivir s'est retrouvé en haut de l'affiche, sans aucune preuve de son efficacité[26].**

En effet, la plupart des experts qui *ont conseillé* le président de la République ont (ou ont eu) des liens d'intérêts avec Gilead.

C'est le cas en particulier du Pr Yazdanpanah, le grand organisateur de l'étude *Discovery* : ce chercheur a siégé personnellement au moins 10 fois au « *board* » de Gilead entre 2013 et 2015.

Comme l'a déclaré le Pr Raoult devant les députés :

> **J'ai été surpris de constater que le directeur de Gilead, devant le président de la République et devant le ministre, tutoyait celui qui était en charge des essais thérapeutiques en France pour la Covid-19 : je n'ai pas l'habitude de me faire tutoyer par un directeur de l'industrie pharmaceutique !**

L'autre grand expert de *Discovery* était Bruno Hoen, un acteur stratégique puisqu'il était membre du groupe de travail français qui s'est prononcé le 5 mars en faveur du remdésivir !

---

26. https://www.marianne.net/societe/discovery-les-experts-francais-qui-cherchent-un-traitement-contre-le-covid-sont-ils-sous-l

Or, ce Bruno Hoen a reçu pas moins de 52 000 euros de Gilead en avantages, rémunérations et contrats d'expertise[27].

Gilead est partout, et surtout chez les personnes clés, qui ont l'oreille du président.

Savez-vous qui est le président de la commission qui a conseillé le président de la République sur les traitements contre le coronavirus ?

Il s'agit de Christian Chidiac... qui lui aussi a siégé plusieurs fois au *board* de Gilead.

D'après le Pr Raoult, c'est cet homme qui a influé pour que le Premier ministre empêche les médecins hospitaliers (et pas seulement les médecins de ville) de prescrire librement l'hydroxychloroquine aux malades de la Covid-19.

C'est cette commission qui s'est prononcée pour le remdésivir de Gilead dès le mois de mars... alors que ce médicament n'était même pas encore commercialisé.

> **Cette obsession de vouloir traiter les gens avec le remdésivir était absurde, puisque même si on avait pu montrer son efficacité, on n'aurait pas pu en avoir. Était-ce un jeu purement boursier pour faire monter la valeur de Gilead avant la fusion avec AstraZeneca ? Je me le demande... a expliqué le Pr Raoult aux députés[28].**

On pourrait aussi mentionner un professeur montpelliérain, chargé d'évaluer l'hydroxychloroquine dans son CHU de Montpellier... et qui lui aussi a reçu près de 50 000 euros du laboratoire Gilead.

Mais il faut préciser une chose : l'influence de Gilead va au-delà des questions d'argent.

Beaucoup de ces experts en conflit d'intérêts ne se sentent pas « achetés » et sont très probablement sincères dans leurs convictions.

---

27. https://www.marianne.net/societe/discovery-les-experts-francais-qui-cherchent-un-traitement-contre-le-covid-sont-ils-sous-l
28. http://www.assemblee-nationale.fr/dyn/15/comptes-rendus/covid19/l15covid191920028_compte-rendu

Comme le dit le Pr Raoult, l'impact du lobbying des laboratoires pharmaceutiques est plus profond :

> **Les relations de familiarité et les voyages faits ensemble créent un écosystème favorable, dans lequel se forge une vision du monde différente, de nature à changer le jugement des choses.**
> **J'ai vu cela quand j'étais jeune, pour les antibiotiques, et j'ai décidé de ne plus y participer parce qu'une croisière avait été organisée par un laboratoire qui avait invité 700 médecins[29].**

À partir du moment où un être humain reçoit un cadeau, il a du mal à rester neutre, qu'il le veuille ou non.

C'est une donnée psychologique de base : on se sent « redevable » vis-à-vis de celui qui nous a fait un cadeau, et cela peut biaiser notre jugement.

C'est pour ça que les conflits d'intérêts sont combattus.

Et c'est pour ça que ceux qui ont touché de l'argent de Gilead devraient être les *dernières personnes* que l'on devrait consulter sur l'intérêt thérapeutique du remdésivir ou de la chloroquine.

Mais c'est le contraire qui s'est produit : ce sont elles qui ont défini la politique sanitaire de la France.

Conclusion du Pr Raoult, en forme d'avertissement aux représentants de la nation :

> **Dans mon rapport de 2003, j'avais déjà pointé deux problèmes : les conflits d'intérêts et la sélection des experts. Je disais que les conflits d'intérêts allaient nous polluer.**
> **On a eu le Médiator, on va avoir Gilead et les autres : il serait temps de s'en occuper...**

Oui, il est grand temps de s'en occuper.

Car Gilead a clairement gagné la partie.

Au troisième trimestre 2020, le remdésivir a rapporté 900 millions de dollars à Gilead.

29. http://www.assemblee-nationale.fr/dyn/15/comptes-rendus/covid19/l15covid191920028_compte-rendu

Grâce à ce médicament pourtant inefficace, Gilead a même dégagé un bénéfice net de 360 millions de dollars en trois mois[30] !

Largement de quoi continuer à « alimenter » les experts du monde entier.

---

30. https://www.abcbourse.com/marches/covid-19-le-remdesivir-a-deja-rapporte-pres-de-900-millions-dollars_517494

# SCANDALE N° 2

## L'omerta généralisée sur la prévention et les remèdes naturels efficaces, comme la vitamine D

Surprise : dans une interview télévisée donnée en septembre 2020, l'infectiologue en chef des États-Unis, le Dr Anthony Fauci, reconnaît qu'il prend de la vitamine D et de la vitamine C en prévention contre la Covid[1].

Quelques semaines plus tard, le président Trump attrape la Covid. Il est soigné par les plus grands médecins au monde. Surprise, encore : la vitamine D et le zinc figurent en bonne place parmi les traitements qu'il reçoit immédiatement.

En fait, ce n'est pas une surprise, du moins pour ceux qui connaissent le pouvoir des vitamines et minéraux pour soigner.

Mais le grand public, lui, n'en a quasiment pas entendu parler en 2020.

En prévention, les autorités et les médias n'ont parlé que de distanciation sociale, de masque et de gel. En cas de symptômes de la Covid-19, on a dit qu'il n'y avait aucun traitement, à part du paracétamol pour faire baisser la fièvre.

On ne nous a pas expliqué ce que nous pouvions faire par nous-mêmes pour renforcer nos défenses immunitaires. Pas un mot, non plus, sur les molécules naturelles qui sont efficaces pour tuer les virus, comme la propolis ou les huiles essentielles.

Cette omerta est un autre signe de la mainmise de l'idéologie « Big Pharma » sur nos systèmes de soin. Elle est encore plus choquante que la guerre contre l'hydroxychloroquine.

Car à la différence de la chloroquine, ces molécules naturelles ne comportent *aucun risque sérieux pour la santé*.

---

1. https://www.insider.com/fauci-takes-recommends-vitamin-d-and-c-supplements-immunity-boost-2020-9

Et leurs bienfaits sont avérés : cela fait cinquante ans qu'on sait que notre système immunitaire est moins performant face à une infection s'il est carencé en vitamines et minéraux essentiels.
Pourquoi ne pas l'avoir dit aux Français ? Et pourquoi ne pas leur avoir conseillé d'autres gestes simples et validés scientifiquement, comme une alimentation saine ou de l'activité physique ?
Parce que ces solutions-là ne sont pas brevetables. Elles font concurrence aux vaccins et médicaments de synthèse de Big Pharma.
Elles n'entrent pas dans le « logiciel » de la plupart des médecins, qui ont surtout appris à prescrire des molécules pharmaceutiques, si possible de « dernière génération », c'est-à-dire encore sous brevet.
Et pourtant, ces solutions et molécules naturelles auraient pu sauver des milliers de vies. Beaucoup plus de vies encore que la chloroquine.
L'exemple le plus flagrant, c'est celui de la vitamine D.

#

# La vitamine D, le remède scandaleusement oublié

Début novembre 2020, le journal britannique *The Telegraph* fait cette annonce choc :

> **Des doses gratuites de vitamine D vont être données à plus de deux millions de personnes cliniquement vulnérables et résidents de maisons de retraite pendant l'hiver, dans le cadre d'un optimisme grandissant sur l'intérêt de la vitamine D pour réduire la mortalité liée à la Covid-19[1].**

Mieux vaut tard que jamais, mais pourquoi les Britanniques ont-ils attendu l'automne pour prendre cette décision ?

C'est la question que l'on peut se poser, quand on sait que l'intérêt de la vitamine D contre la Covid-19 était clair dès le début de l'épidémie.

Moi-même, le 30 mars 2020, donc huit mois avant la décision britannique, je faisais déjà cette recommandation de vitamine D, dans une de mes lettres :

> **Je continue d'être révolté par le fait que le gouvernement n'a toujours pas distribué à tous les plus de 65 ans des flacons de vitamine D, gratuitement. C'est un des remèdes préventifs les plus prometteurs contre la Covid-19 et ses complications.**

1. https://www.telegraph.co.uk/politics/2020/11/07/vitamin-d-delivered-millions-vulnerable-people-help-protect/

> Des chercheurs italiens sont déjà en train de tirer la sonnette d'alarme : les malades italiens qui ont le plus de risques de complication du coronavirus sont, comme on pouvait s'y attendre, souvent carencés en vitamine D[2].
> Aux États-Unis, un ancien chef du CDC, la plus haute autorité de santé américaine (!), a appelé publiquement les Américains carencés à prendre de la vitamine D contre le coronavirus[3].
> Et des chercheurs viennent de pré-publier une étude qui confirme que la vitamine D est une excellente arme de prévention contre la grippe, la pneumonie... et le nouveau coronavirus[4].

De fait, l'intérêt de la vitamine D était une évidence dès les premiers jours de l'épidémie.

Toujours au mois de mars, j'avais placé la vitamine D en *numéro 1* du protocole naturel anti-Covid :

> « Plusieurs vitamines sont simples à avaler, pas très chères... et très utiles contre les infections virales de l'hiver.
> Elles renforcent votre système immunitaire... et vous rendent plus résistant contre les infections respiratoires comme le coronavirus.
> La plus importante est la vitamine D – mes fidèles lecteurs le savent déjà, mais je compte sur tous ceux qui lisent cette lettre pour la transférer à tout leur entourage !
> Je rappelle que le mois de mars est la période de l'année où vos réserves de vitamine D sont au plus bas, faute de soleil suffisant depuis le mois d'octobre.
> Or, en pleine saison de grippe et de coronavirus, c'est le moment ou jamais de refaire vos réserves !
> Une étude de l'université du Colorado réalisée dans des maisons de retraite a montré qu'il suffit d'avaler une dose de 3 000 UI de vitamine D par jour pour réduire de 40 % le risque d'infection respiratoire[5] !

---

2. https://torino.repubblica.it/cronaca/2020/03/26/news/coronavirus_studio_dell_universita_di_torino_assumere_piu_vitamina_d_per_ridurre_il_rischio_di_contagio-252369086/?ref=RHPPTP-BH-I252393293-C12-P5-S4.4-T1
3. https://www.foxnews.com/opinion/former-cdc-chief-tom-frieden-coronavirus-risk-may-be-reduced-with-vitamin-d
4. https://www.sante-corps-esprit.com/covid-19-enfin-la-verite-sur-libuprofene-et-le-paracetamol/
5. https://pubmed.ncbi.nlm.nih.gov/27861708/

**Alors, n'attendez pas une seconde : prenez 3 000 UI par jour pendant les trois prochains mois minimum (pour le ZymaD en pharmacie, par exemple, cela veut dire 10 gouttes par jour).**
**Si vous craignez d'être déjà carencé en vitamine D (moins de 40 nanogrammes/mL de sang), commencez directement par 10 000 UI par jour pendant 10 jours, puis 4 000 UI par jour[6].**

Si je cite mes lettres de l'époque, ce n'est pas pour me mettre en avant.

Cela montre que l'efficacité de la vitamine D était claire depuis le début de la crise sanitaire.

Pour donner ces conseils de bon sens, il n'y avait pas besoin d'être médecin ou d'avoir fait dix ans d'études en micronutrition.

Ces informations sont à la disposition de tout le monde, et l'efficacité de la vitamine D contre les infections respiratoires est connue depuis des années.

D'ailleurs, dans son grand rapport de 2012 sur cette vitamine, l'Académie de médecine l'écrivait noir sur blanc :

> **De nombreuses données épidémiologiques suggèrent que le statut vitaminique D jouerait un rôle dans l'apparition saisonnière de la grippe, c'est-à-dire en hiver, au moment où l'ensoleillement est le plus bas. [...] Des études démontrent que le statut vitaminique D joue un rôle dans l'apparition des infections respiratoires[7].**

Mais la preuve la plus éclatante a été publiée en 2017.

Il s'agit d'une publication dans le *British Medical Journal*, qui recense 25 essais cliniques randomisés contre placebo, comportant plus de 11 000 participants[8].

Leur conclusion était claire : parmi les personnes *les plus carencées* en vitamine D, celles qui ont eu la chance de recevoir

---

6. https://www.sante-corps-esprit.com/coronavirus-le-protocole-naturel-a-diffuser-d-urgence/
7. https://afpa.org/content/uploads/2017/07/20120629_Rapport-vitamine-D-Academie-Nationale-Medecine.pdf
8. https://www.bmj.com/content/356/bmj.i6583

des supplémentations de doses suffisantes de vitamine D tous les jours avaient un risque *diminué de moitié* (de 47 % exactement) d'attraper une infection respiratoire.

La Covid-19 étant une infection respiratoire, il y avait *toutes les chances* que ça marche aussi !

Le seul risque d'un excès de vitamine D est d'avoir des calculs rénaux, mais il faut un surdosage énorme pour contracter ce problème.

Pour comprendre à quel point la vitamine D est sans danger, il faut connaître l'histoire de cet Américain, hospitalisé en 2009 à Boston : il était fatigué, désorienté et n'arrêtait pas d'uriner[9].

Cet homme était victime d'un énorme surdosage en vitamine D : du fait d'un problème d'étiquetage, il ne prenait pas 1 600 unités internationales (UI) par jour, comme il le pensait… Mais 1 864 000 UI par jour, depuis trois semaines, soit plus de 1 000 fois la dose prescrite.

Et pourtant, il a suffi de deux mois pour que Peter soit totalement remis sur pied, sans la moindre séquelle. On peut donc difficilement faire un remède plus sûr que la vitamine D.

Le silence sur la vitamine D est d'autant plus étonnant qu'il est toujours bon de combler une carence : en 2012, l'Institut de veille sanitaire estimait que 80 % de la population française était carencée[10] en vitamine D.

C'est qu'on ne trouve pas cette vitamine dans l'alimentation, ou très peu : cette vitamine est essentiellement synthétisée lorsqu'on s'expose au soleil.

Or, en Europe, le soleil est trop faible d'octobre à avril pour avoir le moindre impact sur nos réserves de vitamine D… et de mai à septembre, nous passons l'essentiel de notre temps entre quatre murs (maison, bureau) !

Cette carence en vitamine D est un problème sanitaire très sérieux, car elle agit sur de nombreuses pathologies.

---

9. https://www.ncbi.nlm.nih.gov/pubmed/21917864
10. https://www.liberation.fr/societe/2012/04/25/80-des-francais-manquent-de-vitamine-d_814252

Récemment, une étude randomisée en double aveugle a même prouvé que la vitamine D limite le déclin cognitif des personnes âgées[11] : voilà qui justifierait à soi seul d'en distribuer à nos seniors en maison de retraite.

Il était donc incompréhensible que les autorités sanitaires et les grands médias ne mettent pas en avant la vitamine D, dès la première vague.

Mais, de façon encore plus incompréhensible, l'omerta a continué *après coup*.

Malgré l'accumulation de preuves scientifiques entre mars et octobre 2020, les Français n'ont *jamais* été informés sur ce point.

## L'Académie de médecine enfonce le clou – mais le silence continue

Dès le mois d'avril 2020, un rapport officiel *irlandais* consacré aux liens entre vitamine D et Covid-19 s'est inquiété des carences de la population :

> **À cause du confinement, beaucoup de gens sont privés de la possibilité de s'exposer au soleil. Tout cela est de la plus haute importance étant donné l'importance de la vitamine D pour la fonction immunitaire en ce moment[12].**

Dans la foulée, le *gouvernement écossais* avait recommandé *à tout le monde* de prendre un complément alimentaire de vitamine D :

> **Comme il est difficile d'absorber suffisamment de vitamine D dans la nourriture, tout le monde devrait prendre chaque jour un supplément de vitamine D[13].**

En France, c'est l'Académie de médecine qui a fini par réagir.

---

11. https://pubmed.ncbi.nlm.nih.gov/33164936/
12. https://tilda.tcd.ie/publications/reports/pdf/Report_Covid19VitaminD.pdf
13. https://www.gov.scot/publications/vitamin-d-advice-for-all-age-groups/

Le 22 mai 2020, elle publie un communiqué expliquant que la vitamine D devrait être donnée aux malades de la Covid, pour « *atténuer la tempête inflammatoire et ses conséquences*[14] ».

Voici ce qu'a écrit *en toutes lettres* l'Académie de médecine :

> **L'Académie nationale de médecine :**
> **– rappelle que l'administration de vitamine D par voie orale est une mesure simple, peu coûteuse et remboursée par l'Assurance Maladie ;**
> **– confirme sa recommandation d'assurer une supplémentation vitaminique D dans la population française dans un rapport en 2012 ;**
> **– recommande de doser rapidement le taux de vitamine D sérique chez les personnes âgées de plus de 60 ans atteintes de Covid-19, et d'administrer, en cas de carence, une dose de charge de 50 000 à 100 000 UI qui pourrait contribuer à limiter les complications respiratoires ;**
> **– recommande d'apporter une supplémentation en vitamine D de 800 à 1 000 UI/jour chez les personnes âgées de moins de 60 ans dès la confirmation du diagnostic de Covid-19.**

Cette recommandation était claire, et fondée scientifiquement.

Mais ni le président Emmanuel Macron, ni le ministre de la Santé Olivier Véran, ni les médias ne nous en ont dit un seul mot.

Ce n'est qu'au début du mois de novembre que des articles de presse grand public et des reportages ont commencé à valoriser l'intérêt de la vitamine D, mais sans relais officiel malgré le nombre considérable de preuves publiées.

## En prévention, la vitamine D peut réduire de moitié le risque d'infection au coronavirus

La plus grosse étude sur la prévention est tombée le 17 septembre 2020, soit environ un mois avant le reconfinement en France.

---

14. http://www.academie-medecine.fr/communique-de-lacademie-nationale-de-medecine-vitamine-d-et-covid-19/

Elle a été publiée dans le journal médical *Plos One*, et a confirmé que les personnes les plus carencées en vitamine D ont beaucoup plus de risques d'attraper la Covid[15] !

Les chiffres sont clairs : sur près de 200 000 patients américains, ceux qui avaient un *excellent* taux de vitamine D dans le sang (supérieur à 55 ng/mL) avaient *moitié moins de risques* d'être positifs à la Covid que ceux qui étaient en carence sérieuse (moins de 20 ng/mL).

L'étude est très convaincante, car la corrélation est linéaire[16] : plus vous avez de vitamine D dans le sang, moins vous êtes à risque d'être testé « positif » à la Covid.

L'un des plus grands experts de la vitamine D au monde, le Pr Michael F. Holick, n'a pas caché son enthousiasme :

> **Si vous êtes carencé en vitamine D, vous avez 54 % de risque en plus d'être infecté, comparé à ceux qui ne sont pas carencés.**
> **C'est vrai pour tous les âges, toutes les ethnicités et pour toutes les latitudes aux États-Unis, dans les 50 États.**
> **Donc, que vous soyez en Californie, en Floride ou en Alaska, ce résultat reste vrai[17].**

Et c'est vrai aussi en dehors des États-Unis. Tout au long de l'année 2020, des chercheurs du monde entier ont trouvé les mêmes résultats impressionnants.

En Israël, sur près de 8 000 patients testés, ceux qui avaient un taux acceptable de vitamine D avaient *moitié moins de risques* d'être positifs à la Covid que ceux qui étaient en carence[18].

Des résultats similaires ont été publiés par des chercheurs suisses, qui concluent que « *la supplémentation de vitamine D pourrait être une mesure utile de réduction du risque d'infections*[19] ».

---

15. https://journals.plos.org/plosone/article?id=10.1371/journal.pone.0239252
16. https://www.grassrootshealth.net/blog/new-study-shows-53-lower-covid-19-positivity-rate-among-higher-vitamin-d-levels
17. https://www.boston25news.com/news/health/boston-university-study-finds-vitamin-d-reduces-covid-19-risk/JYRFEMYN7JC33IQ4JTSLY5JY6U/
18. https://febs.onlinelibrary.wiley.com/doi/10.1111/febs.15495
19. https://www.mdpi.com/2072-6643/12/5/1359/htm

Sur la *prévention* de la Covid-19, donc, les preuves de l'efficacité de la vitamine D étaient désormais massives.

Mais ce n'est pas tout. Non seulement cette vitamine peut éviter d'être infecté, mais elle peut aussi réduire la gravité de la maladie.

## La vitamine D, le meilleur rempart contre les formes graves de la maladie

Si vous êtes infecté, avoir un bon taux de vitamine D dans le sang vous protège *aussi* contre les formes graves.

Dans une étude israélienne, les patients ayant été testés positif à la Covid-19 ont eu *moitié moins de risque d'être hospitalisés*, lorsqu'ils avaient un taux acceptable de vitamine D[20].

Des résultats similaires ont été publiés dans le journal *Nutrients* en août 2020, avec des patients allemands[21].

Les patients *très gravement* carencés en vitamine D (moins de 12 ng/mL) avaient 6 fois plus de risques d'être intubés que les autres, et 14 fois plus de risques de mourir.

Là encore, des chercheurs ont fait la même découverte dans le monde entier.

Dans une étude iranienne[22], les patients Covid carencés en vitamine D avaient un risque de mourir *trois fois plus élevé* que ceux qui avaient un bon taux de vitamine D dans le sang (supérieur à 40 ng/mL).

Même chose en Italie[23], au Royaume-Uni[24], en Belgique[25] et au Mexique[26].

---

20. https://febs.onlinelibrary.wiley.com/doi/10.1111/febs.15495
21. https://www.mdpi.com/2072-6643/12/9/2757
22. https://papers.ssrn.com/sol3/papers.cfm?abstract_id=3616008
23. https://link.springer.com/article/10.1007/s40618-020-01370-x
24. https://pmj.bmj.com/content/early/2020/09/15/postgradmedj-2020-138712?rss=1
25. https://www.medrxiv.org/content/10.1101/2020.05.01.20079376v2
26. https://www.medigraphic.com/pdfs/sanmil/sm-2020/sm201_2za.pdf

Fin octobre, les Espagnols découvrent que 80 % de leurs patients hospitalisés ont une carence grave en vitamine D, contre 47 % « seulement » dans une population comparable.

Certes, ces *corrélations* ne sont pas des preuves définitives. Les patients carencés en vitamine D ont probablement d'autres problèmes de santé, qui les rendent plus vulnérables à la Covid.

Mais les preuves sont tellement nombreuses et convergentes, qu'il était invraisemblable de ne pas inciter toute la population à prendre de la vitamine D, en pleine épidémie.

C'est devenu encore plus évident quand est sortie une étude randomisée, en double aveugle.

## En traitement : incroyables résultats d'une étude espagnole randomisée

Les résultats de la première étude randomisée sur la vitamine D, publiés en octobre 2020, étaient presque trop beaux pour être vrais.

Des chercheurs espagnols ont séparé en deux un groupe de 76 patients *hospitalisés* pour Covid[27], et traités par ailleurs avec de l'hydroxychloroquine et de l'azithromycine :

- Les deux tiers ont reçu des doses importantes d'un analogue de la vitamine D3.
- Un tiers a reçu un simple placebo.

Résultat : dans le groupe « *placebo* », la moitié (50 %) des patients sont partis en réanimation. Alors que dans le groupe « *vitamine D* », c'était le cas de 2 % seulement. Le risque de partir en réanimation était donc divisé par 25. Encore mieux : *aucun patient* du groupe vitamine D n'est décédé, contre 8 % du groupe placebo.

À la lumière de toutes ces études, l'omerta de l'automne 2020 est décidément incompréhensible.

---

27. https://www.sciencedirect.com/science/article/abs/pii/S0960076020302764

Au lieu de répandre la panique, de confiner la population ou de tuer les petits commerçants et les restaurateurs, pourquoi ne pas avoir commencé par donner de la vitamine D, en prévention et à l'hôpital ?

La vitamine D a tout pour plaire contre la Covid-19 : non seulement elle renforce la capacité du système immunitaire à se débarrasser du virus, mais elle limite aussi les risques de tempête inflammatoire, qui est bien souvent la cause des décès.

Elle agit donc à toutes les étapes du problème : en prévention, pour éviter d'être infecté sérieusement ; une fois infecté, pour éviter d'être hospitalisé ; une fois hospitalisé, pour éviter la réanimation et la tempête inflammatoire.

En octobre, juste avant la décision d'Emmanuel Macron de reconfiner, une étude française en a apporté une nouvelle preuve[28].

Dans les maisons de retraite, les résidents infectés qui avaient reçu une grosse dose de vitamine D (80 000 UI) dans le mois précédent ont été *deux fois moins nombreux à mourir* de la Covid, par rapport à ceux qui n'avaient pas reçu de vitamine D.

Et quand l'auteur de l'étude, le Pr Annweiler, a fait un ajustement statistique pour avoir des populations comparables, il a conclu à une survie de 90 % supérieure pour les résidents ayant reçu récemment de la vitamine D.

*On parle bien de deux à dix fois moins* de morts en Ehpad, grâce à une simple vitamine, donnée au bon moment.

Au total, cela fait un nombre massif d'études favorables à la vitamine D.

Début octobre 2020, le *British Medical Journal* publie un éditorial cinglant :

> **La vitamine D limite la gravité de la Covid-19, selon plus de 40 études. Et pourtant, les personnes âgées et les personnes en surpoids sont encore carencées en vitamine D, donc à plus grand risque face à la Covid-19 – POURQUOI ?**

---

28. https://www.sciencedirect.com/science/article/pii/S096007602030296X

> **Il est clair qu'il faudrait mettre en place de façon urgente ce geste simple : supplémenter et/ou tester puis supplémenter en vitamine D au minimum les malades de la Covid-19 et les personnes à haut risque[29].**

Puis, début janvier 2021, ce sont six sociétés savantes et soixante-douze médecins hospitaliers français qui se réveillent enfin, avec un appel à utiliser urgemment la vitamine D en prévention et en traitement contre la Covid-19[30].

Mais c'est ce qui aurait dû être fait depuis le mois de mars 2020, dès le début de l'épidémie !

Et cela n'est pas seulement vrai pour la vitamine D.

Dès le départ, il était clair que d'autres molécules naturelles étaient extrêmement précieuses contre la Covid-19.

---

29. https://www.bmj.com/content/371/bmj.m3872/rr-5
30. https://www.larevuedupraticien.fr/article/effet-benefique-de-la-vitamine-d-dans-la-covid-quelles-sont-les-donnees

#

# Le zinc et autres micronutriments clés contre le coronavirus

Comme pour la vitamine D, dès le début de l'épidémie j'ai encouragé mes lecteurs à prendre du zinc en prévention de la Covid-19[1].

Là encore, ce n'était pas de la divination.

De façon générale, le zinc est capital pour le bon fonctionnement du système immunitaire[2], et cela fait cinquante ans que l'on sait que c'est un antiviral très efficace[3].

Or, la carence en zinc est très fréquente dans la population, surtout chez les personnes âgées.

Il était donc logique d'agir vite *en prévention*, pour que personne n'affronte l'épidémie avec une carence sérieuse en zinc.

De plus, il est apparu très vite que cet oligo-élément pouvait agir en *traitement* de la Covid-19.

En Corée du Sud, les médecins ont tout de suite traité des patients avec du zinc, en combinaison avec l'hydroxychloroquine, dont l'une des propriétés est d'améliorer le passage du zinc dans les cellules.

---

1. https://www.sante-corps-esprit.com/coronavirus-une-honte-medicale/
2. http://josorge.com/publications/Citations/IJL/008.pdf
3. https://academic.oup.com/advances/article/10/4/696/5476413

À la mi-avril, j'ai sonné le tocsin auprès de mes lecteurs, dans une lettre intitulée « *Information capitale : l'importance du zinc contre la maladie*[4] ».

Il faut dire que le Dr Lagarde, grand spécialiste de la micronutrition, venait de lancer un grand appel public à utiliser le zinc contre l'épidémie.

Dans un rapport publié fin mars, il avait résumé l'ensemble des arguments scientifiques en faveur du zinc, dont voici les principaux[5] :

- En plus d'être un excellent antiviral en général, le zinc *empêche la multiplication, dans la cellule*, des coronavirus à ARN... dont fait partie le coronavirus SARS-CoV-2[6].
- Certains symptômes de la Covid-19, très *étranges* pour une infection respiratoire (notamment perte du goût et troubles intestinaux), *correspondent aux symptômes d'une carence en zinc*[7] ! Une explication possible : notre organisme *puise fortement* dans ses réserves de zinc pour lutter contre la Covid-19.
- Comme par hasard, les carences en zinc sont très *fréquentes chez les personnes les plus touchées par la Covid-19* : personnes âgées en maison de retraite[8], personnes en surpoids, diabétiques, mais aussi et surtout les patients *hypertendus*. Or, la plupart des médicaments anti-hypertension *créent des carences en zinc*, ce qui pourrait expliquer l'importante mortalité des malades hypertendus[9].

Il y avait donc énormément de preuves scientifiques en faveur du zinc.

---

4. https://www.sante-corps-esprit.com/information-capitale-limportance-du-zinc-contre-la-maladie/
5. http://jdmichel.blog.tdg.ch/media/01/00/2780850701.pdf
6. https://www.ncbi.nlm.nih.gov/pubmed/21079686
7. https://knowledgeofhealth.com/symptoms-covid-19-coronavirus-match-zinc-deficiency/
8. https://www.ncbi.nlm.nih.gov/pubmed/10604189
9. https://www.ncbi.nlm.nih.gov/pubmed/23279674

## Beaucoup de médecins à travers le monde ont soigné la Covid aussi avec du zinc

Voilà pourquoi de nombreux médecins ont immédiatement utilisé le zinc dans leur protocole anti-Covid.

Et plusieurs d'entre eux ont témoigné publiquement avoir eu d'excellents résultats, dès le début de l'épidémie :

- Comme le Dr Cardillo à Los Angeles, qui a déclaré à la télévision américaine que le traitement du Pr Raoult ne fonctionne de façon optimale qu'avec du zinc[10].
- À l'hôpital Prevent Senior de Sao Paulo, il y a eu 96 morts de la Covid-19 jusqu'au 22 mars... mais lorsque les médecins ont donné aux malades le traitement du Pr Raoult en ajoutant le zinc, il n'y a eu *aucun mort* dans la semaine qui a suivi (et un seul patient en réanimation)[11] !

En Moselle, le Dr Jean-Jacques Erbstein a déclaré dans la presse régionale ne plus avoir de décès ni d'hospitalisation, à partir du moment où il a donné un médicament anticoagulant, de l'azithromycine... et du zinc[12] !

Le ministre Olivier Véran ne peut pas dire qu'il n'était pas au courant. Début avril, 12 parlementaires lui ont écrit, pour souligner l'intérêt d'un traitement contenant du zinc :

> **« Les médecins de nos territoires nous font remonter les résultats empiriques du traitement à l'hydroxychloroquine en bithérapie avec l'azithromycine (voire mieux, en trithérapie avec un complément de zinc) qui semble donner des résultats positifs[13].**

---

10. https://techstartups.com/2020/04/07/hydroxychloroquine-works-used-combination-zinc-dr-anthony-cardillo-says-abc-news/
11. https://www.direitacurvelo.com.br/hospital-de-sao-paulo-cria-protocolo-que-pode-revolucionar-tratamento-do-virus-chines-no-mundo/
12. https://www.estrepublicain.fr/sante/2020/04/11/un-medecin-mosellan-constate-l-efficacite-d-un-protocole-a-base-d-azithromycine
13. http://ericstraumann.over-blog.com/2020/04/lettre-ouverte-de-12-parlementaires-alsaciens-a-olivier-veran-traitement-covid-19.html

À l'IHU de Marseille, on a utilisé également le zinc, en traitement.

Aux États-Unis, le Dr Zelenko a tout de suite prescrit à ses patients le traitement du Pr Raoult avec 50 mg de zinc élémentaire, avec de très bons résultats publiés dans un journal médical[14].

Une étude observationnelle menée à New York a d'ailleurs montré une réduction de 25 % de la mortalité quand on associe l'hydroxychloroquine et le zinc[15].

En Turquie, le Pr Mahir Ozmen a lancé un essai clinique pour tester *plusieurs molécules* en prévention de la Covid-19 : hydroxychloroquine, zinc, vitamines C et D.

Il a déclaré dans la presse que « *l'hydroxychloroquine aide le zinc à entrer dans la cellule infectée pour détruire le virus, et les vitamines C et D soutiennent l'immunité*[16] ».

Mais le zinc semble efficace, même sans hydroxychloroquine.

D'après un sondage réalisé sur plus de 6 000 médecins dans le monde entier, au pic de l'épidémie, *un médecin sur cinq* prescrivait du zinc à ses patients atteints de la Covid-19[17] !

En Australie, des chercheurs de l'université de Melbourne ont même lancé un essai clinique pour soigner des malades de la Covid-19 avec du zinc *en intraveineuse*.

« *Le zinc a prouvé son efficacité pour traiter des pneumonies sévères et d'autres virus. Cet essai est une opportunité extraordinaire de découvrir si des injections de zinc peuvent aider à répondre à l'épidémie actuelle* », avait déclaré le Dr Eutick[18].

Au total, même sans certitude à 100 %, on en savait suffisamment pour pouvoir conseiller à *tout le monde* de faire une cure d'au minimum 15-20 mg de zinc en pleine épidémie, voire

---

14. https://www.sciencedirect.com/science/article/pii/S0924857920304258
15. https://www.researchsquare.com/article/rs-94509/v1
16. https://www.medscape.com/viewarticle/928472
17. https://www.sermo.com/press-releases/sermo-reports-zinc-and-vitamins-c-and-d-recommended-by-global-physicians-to-treat-and-build-resistance-to-covid-19/
18. https://about.unimelb.edu.au/newsroom/news/2020/april/world-first-trial-to-test-benefit-of-intravenous-zinc-in-covid-19-fight

50 mg pour les personnes plus vulnérables, celles qui ont le plus de risque d'être carencées !

Et en *traitement*, en cas de symptômes de la Covid-19, il était clair qu'il pouvait être intéressant de prendre *le plus tôt possible 50 à 75 mg de zinc par jour pendant cinq jours*, une dose qui a prouvé une certaine efficacité contre des infections hivernales[19] !

Au pire, avec 75 mg de zinc par jour pendant une semaine, on a des nausées et des troubles digestifs.

Mais à part ça, on ne *risque strictement rien* en prenant cette dose *sur une courte période*.

Voilà encore un traitement naturel, qui aurait pu sauver des vies et éviter des hospitalisations, sans le moindre risque.

Mais on n'en a pas parlé.

Ni, d'ailleurs, du sélénium, un autre oligo-élément important pour le système immunitaire.

Dès le début de l'épidémie, une étude chinoise avait pourtant livré un signal fort : les chercheurs ont découvert que les patients avaient trois fois plus de chance de guérir du virus dans les régions où les sols sont plus riches en sélénium[20].

En octobre, des chercheurs allemands ont confirmé que la Covid-19 fait plus de dégâts si les patients sont carencés en zinc et en sélénium[21].

Là encore, c'était prévisible depuis le départ. On sait de longue date qu'une carence en sélénium est liée à une progression plus rapide de certains virus, comme celui du VIH (un virus à ARN, comme les coronavirus)[22].

Dans le doute, mieux valait éviter une carence en sélénium, en pleine épidémie.

Et savez-vous où trouver du zinc et du sélénium ? Dans tous les bons multivitamines.

---

19. https://www.ncbi.nlm.nih.gov/pubmed/23775705
20. https://academic.oup.com/ajcn/article/111/6/1297/5826147
21. https://www.sciencedirect.com/science/article/pii/S2213231720309691
22. https://www.ncbi.nlm.nih.gov/pmc/articles/PMC3892587/

## Un multivitamines pour toutes les personnes à risque, une solution logique mais ignorée

On a vu que la vitamine D aurait dû être distribuée en maisons de retraite... mais cela n'a pas été fait, sauf tardivement, en Grande-Bretagne.

Or, il paraît clair qu'il fallait également distribuer des multivitamines.

D'abord parce qu'ils contiennent tous de la vitamine C, précieuse contre les infections.

Une revue d'études de la très respectée Fondation Cochrane, a confirmé que la vitamine C peut être efficace chez certaines personnes à risque pour éviter les infections hivernales[23].

La vitamine C est aussi intéressante pour *contrer* l'oxydation excessive dans vos poumons (et donc réduire l'impact négatif du tabac ou de la pollution atmosphérique)[24] – ce qui est utile contre le coronavirus qui cause des pneumonies.

Quant à la vitamine E, elle est connue elle aussi pour renforcer le système immunitaire – et on sait que la plupart des personnes âgées *en manquent cruellement*.

C'est de surcroît une vitamine vitale pour la bonne santé des poumons – à condition de la choisir *naturelle*, de bonne qualité, plutôt que synthétique[25].

En fait, la plupart des vitamines peuvent avoir un rôle à jouer contre les infections comme le coronavirus, y compris les vitamines du groupe B[26], et en particulier les vitamines B1, B3, B9 et B12.

Et n'oublions pas la vitamine K (idéalement sous sa forme K2-MK7), dont la carence a aussi été liée officiellement à une

---

23. https://www.ncbi.nlm.nih.gov/pubmed/17636648
24. Lobo V, Patil A, Phatak A, Chandra N. Free radicals, antioxidants and functional foods: Impact on human health. *Pharmacogn Rev.* 2010;4(8):118–126. doi:10.4103/0973-7847.70902
25. https://www.atsjournals.org/doi/full/10.1164/rccm.201303-0503ED
26. https://www.ncbi.nlm.nih.gov/pmc/articles/PMC7428453/

aggravation de la Covid-19, probablement pour ses effets sur la coagulation sanguine (K vient de *Koagulation*, en allemand)[27].

Pour compléter ce tableau, il faut aussi parler d'un minéral très banal, qui peut lui aussi avoir une efficacité importante sur la survie face au coronavirus : le magnésium.

Car le magnésium est au cœur de la production d'énergie de chacune des cellules de votre corps.

Comme l'explique depuis longtemps le Dr Jean-Paul Curtay, spécialiste en micronutrition : « *Quelle que soit la thérapie, s'il n'y a pas d'énergie dans les cellules, le patient ne pourra pas guérir, le traitement sera nettement moins efficace.* »

Voilà pourquoi le Dr Curtay a conseillé très tôt les compléments de magnésium contre l'épidémie de coronavirus[28], notamment pour aider le corps à fabriquer des anticorps.

Une cure de magnésium, en pleine épidémie, était d'autant plus recommandable que ce minéral est indispensable pour *convertir la vitamine D dans sa forme active*[29].

C'est aussi le remède idéal du confinement, puisque le magnésium limite les dégâts du stress, aide à mieux dormir et remonte le moral.

Une étude récente a même montré qu'il suffit de prendre 250 mg de magnésium quotidien pendant deux semaines pour lutter contre les dépressions modestes ou modérées[30].

Mais la médecine actuelle ne s'intéresse quasiment pas à aux pouvoirs étonnants de la micronutrition.

C'est pourtant du simple bon sens : moins notre organisme est carencé en vitamines et minéraux, plus il est fort et résistant face aux infections.

Et il y avait encore d'autres moyens puissants de renforcer le terrain immunitaire.

---

27. https://www.tandfonline.com/doi/abs/10.1080/00365513.2020.1805122?journalCode=iclb20
28. http://www.lanutritherapie.fr/article/comment-resister-au-coronavirus-limmunonutrition-la-rescousse
29. https://www.ncbi.nlm.nih.gov/pubmed/29480918
30. https://www.ncbi.nlm.nih.gov/pubmed/28654669

#

# Alimentation et activité : ces gestes de prévention élémentaire dont on vous a privé

Le Pr Béchamp, contemporain de Pasteur, avait compris que « *le microbe n'est rien, le terrain est tout* ».

Et il n'y a pas meilleure illustration que le virus de la Covid-19 : chez certaines personnes, il cause un simple rhume, tandis que chez d'autres, il peut tuer.

Ce qui fait la différence, c'est donc le *terrain* des patients, leur capacité à résister au virus.

On l'a su dès le début : en dehors des personnes *fragilisées*, ce virus ne fait pas de gros dégâts. Même à 85 ans, ceux qui sont en pleine santé ne risquent quasiment rien.

À l'inverse, si vous avez 65 ans, que vous êtes obèse, diabétique, en hypertension, et carencé en micronutriments, vous risquez fort d'être hospitalisé.

Début mai, à la sortie du premier confinement, voici ce qu'on aurait dû vous dire :

> **Françaises, Français, le pic de l'épidémie est passé, mais nous devons rester vigilants, car ce virus est largement imprévisible, et une réplique est toujours possible.**
> **Alors, je vous demande de profiter des semaines qui viennent pour améliorer votre santé métabolique.**
> **Ce virus fait le plus de dégâts chez les personnes obèses, diabétiques ou en hypertension.**
> **Mais la bonne nouvelle, c'est que ce ne sont pas des maladies incurables, loin de là.**

> **Ces maladies sont causées dans l'immense majorité des cas par une mauvaise hygiène de vie et peuvent se traiter par une bonne alimentation, parfois en quelques semaines.**
> **Même en quelques jours, une alimentation saine et anti-inflammatoire peut faire une différence si vous êtes infecté par le coronavirus.**
> **Moins vous avez de sucre dans le sang, plus votre système immunitaire sera puissant pour évacuer le virus et réparer les dégâts qu'il aura causés.**
> **Au contraire, plus vous avalez de sucre et d'aliments inflammatoires, comme les produits industriels hyper-transformés, plus vous risquez des formes graves de la maladie.**
> **C'est le moment ou jamais de reprendre en main votre santé !**
> **Préparez l'avenir et améliorez votre santé métabolique : non seulement cela vous protégera de la Covid, mais cela vous protégera contre toutes les infections, contre les accidents cardio-vasculaires et contre les cancers !**

Mais le gouvernement n'a pas communiqué ce message d'espoir.

Non seulement il n'a pas dit un mot sur l'importance de la vitamine D, du zinc et d'autres molécules vitales...

... mais il n'a même pas mis en garde les Français contre le sucre ajouté et les produits industriels ultra-transformés, qui sont des poisons.

Boris Johnson, par contraste, l'a fait au Royaume-Uni, peut-être parce qu'il est passé en réanimation. En juillet 2020, le Premier ministre britannique a appelé ses concitoyens obèses à perdre du poids :

> **Perdre du poids est, très clairement, l'un des meilleurs moyens de réduire les risques liés au coronavirus, a-t-il déclaré[1].**

Boris Johnson a parfaitement ciblé l'ennemi, en interdisant certaines publicités pour la malbouffe et en menaçant de taxer les produits industriels trop sucrés.

1. https://lepetitjournal.com/londres/boris-johnson-devoile-un-plan-de-lutte-contre-lobesite-285405

En France, rien. Les autorités n'ont pas hésité à priver les citoyens de leurs libertés, en empêchant les gens de travailler (fermeture des restaurants et des commerces) ou en les assignant à domicile (confinement).

Mais nos autorités n'ont pas imaginé promouvoir une alimentation saine et déconseiller la consommation de produits destructeurs pour le système immunitaire.

Pourtant, toutes les preuves scientifiques sont là...

## Obésité, sucre dans le sang et Covid : les liens sont prouvés !

Tous les médecins hospitaliers et réanimateurs peuvent en témoigner : leurs patients Covid étaient généralement en surpoids.

Une étude sur 17 000 personnes hospitalisées pour Covid l'a confirmé : 8 patients sur 10 étaient obèses ou en surpoids[2].

Face à l'épidémie, mieux valait ne pas avoir de *syndrome métabolique*, cette maladie qui se caractérise par une mauvaise santé métabolique : du surpoids, une tension un peu trop élevée, un peu trop de sucre dans le sang et un peu trop de graisse au niveau du ventre.

On sait depuis longtemps que le sucre dans le sang est catastrophique pour l'immunité.

Les diabétiques, qui ont par définition trop de sucre dans le sang (plus de 1,27 g/L), ont *6 fois plus de risques d'être hospitalisés* en cas d'épidémie de grippe[3].

De même, les diabétiques ont plus de risques de contracter la tuberculose, et, s'ils ont été infectés, plus de risques de faire une forme grave[4].

Avoir un excès de sucre dans le sang est très dangereux face à une infection comme la Covid-19 :

---

2. https://www.sciencemag.org/news/2020/09/why-covid-19-more-deadly-people-obesity-even-if-theyre-young
3. https://pubmed.ncbi.nlm.nih.gov/16960917/
4. https://onlinelibrary.wiley.com/doi/full/10.1111/imm.12762

- Au début de l'infection, le système immunitaire est *passif*, au moment où il devrait se mobiliser pour contrer le virus.
- Puis, dans la phase 2, le système immunitaire *se dérègle et s'emballe*, au risque de vous tuer.

Le problème n'est pas le diabète *stricto sensu*, mais bien l'excès de sucre dans le sang.

Ainsi, une étude récente parmi des patients *non diabétiques* a montré qu'un excès de sucre sanguin *multiplie par deux* le risque de mourir de la Covid[5].

La bonne nouvelle, c'est qu'il n'est pas si difficile de faire baisser son sucre sanguin *naturellement*. Il suffit d'adopter une meilleure alimentation et de bouger davantage.

Certes, il est difficile de motiver les gens pour changer de comportement. Mais la peur causée par la Covid était une *occasion en or* d'améliorer la santé métabolique des Français, de réduire leur risque face à la Covid, et de les protéger aussi des crises cardiaques et des cancers !

## Quelle occasion manquée : ils utilisent la peur pour vous masquer mais pas pour améliorer votre santé !

Prenez le cas du Dr Stephen O'Rahilly, un des plus grands experts au monde de l'obésité et des problèmes métaboliques[6].

Personne n'était mieux placé que lui pour connaître les dégâts de l'obésité sur la santé... et pourtant il était lui-même en surpoids.

Mais face à l'épidémie de coronavirus, il s'est enfin motivé à agir... et a perdu 10 kilos en quelques mois.

Cela ne l'a pas empêché d'attraper le coronavirus, mais, il en est convaincu, ses nouvelles habitudes l'ont protégé contre une forme grave.

---

5. https://en.prothomalo.com/science-technology/science/high-blood-sugar-elevates-covid-mortality-risk-study
6. https://www.washingtonpost.com/health/obesity-coronavirus-risk-lose-weight/2020/08/21/1de03bbc-e187-11ea-8dd2-d07812bf00f7_story.html

Et on aurait dû encourager tout le monde à suivre son exemple.

De nombreux scientifiques l'ont dit et répété, comme le Dr Aseem Malhotra, dans le journal *European Scientist* dès le mois d'août 2020 :

> **En réduisant drastiquement le sucre et les produits ultra-transformés, et en se préparant des repas avec des produits frais, l'impact sur la santé se voit en quelques semaines.**
> **Le grand public doit être informé IMMÉDIATEMENT qu'il faut qu'il réduise le sucre, les glucides transformés et la malbouffe, et se mette à consommer des produits bruts, riches en légumes, fruits, noix, graines, avec beaucoup de protéines de légumineuses, de poisson, de viande, d'œufs, pour améliorer leur santé en quelques semaines et les aider à se protéger contre le nouveau coronavirus[7].**

Voilà le message que les autorités auraient dû nous communiquer, au minimum après le premier confinement.

C'était l'un des meilleurs moyens pour protéger les personnels soignants et éviter l'engorgement des lits de réanimation en cas de retour de l'épidémie.

Le message n'était pas de « faire un régime » : la priorité est de réduire le sucre ajouté, les produits industriels et les glucides transformés pour avoir de meilleurs résultats métaboliques[8].

Une bonne activité physique est également cruciale pour améliorer le taux de sucre sanguin : pour l'anecdote, une étude récente a montré qu'il suffisait de monter plusieurs étages à pied, juste après un repas, pour faire baisser la glycémie.

Le comble, c'est qu'on ne nous a même pas dit qu'un certain mode d'alimentation pouvait être délétère *pendant la maladie*, et qu'il fallait donc adapter ses repas dès l'apparition des premiers symptômes.

---

7. https://www.europeanscientist.com/en/editors-corner/dr-aseem-malhotra-the-best-vaccine-against-coronavirus-is-optimising-metabolic-health/
8. https://www.mdpi.com/1660-4601/16/15/2680

C'est pourtant un conseil qui a été publié noir sur blanc dans le prestigieux *British Medical Journal*[9] :

> **Les patients atteints de Covid-19, hospitalisés avec une hyperglycémie et/ou une hyperinsulinémie devraient être placés sous un régime faible en glucides transformés.**
> **Grâce à la restriction des glucides transformés, les trois facteurs de risques que sont l'hyperinsulinémie, l'hyperglycémie et l'hypertension, qui augmentent l'inflammation, la coagulation et le risque de thrombose, devraient être rapidement sous contrôle.**

Voilà encore un « *traitement* » efficace et sans danger contre la Covid.

Et pourtant, on n'a pas arrêté de vous dire qu'il n'y avait rien à faire, à part rester chez soi et avaler du paracétamol.

Alors qu'il y avait encore bien d'autres traitements naturels prometteurs, à essayer sans retenue.

Les vitamines C et D, le zinc, le magnésium... de l'activité physique, une alimentation pauvre en sucre et riche en produits non transformés.

Ces remèdes et gestes simples pouvaient contribuer à prévenir l'infection, éviter des hospitalisations et sauver des vies.

Mais il faut bien comprendre comment ils fonctionnent.

Ce ne sont pas des « médicaments » à proprement parler.

Ce sont des substances ou des gestes qui permettent à notre organisme d'être à son *optimum*.

Ils permettent à nos défenses immunitaires d'être dans le meilleur état possible pour lutter contre une infection, et à notre organisme d'être plus à même de réparer les dégâts éventuels causés par le virus (le zinc, par exemple, est essentiel à la cicatrisation, notamment des cellules des poumons agressées par le virus).

Ce ne sont donc pas des « traitements » qui ciblent le virus SARS-CoV-2 : ce sont plutôt des facteurs qui nous rendent *plus*

---

9. https://openheart.bmj.com/content/openhrt/7/2/e001356.full.pdf#page11

*forts* contre n'importe quelle infection, y compris contre les nouveaux *variants* du coronavirus.

Quand notre corps est à 100 %, il est pratiquement invincible contre les infections. Et pour être à 100 %, notre corps a besoin d'une bonne alimentation, de vitamines, de minéraux, d'activité physique.

Mais il existe aussi des molécules naturelles qui ont un effet *direct* contre les virus.

#

# Autres traitements négligés : la quercétine, la propolis, les huiles essentielles et autres remèdes naturels

Certaines substances antivirales sont susceptibles de prévenir la Covid-19, et auraient mérité une attention beaucoup plus forte.

C'est le cas, pour commencer, de la quercétine, un micronutriment que l'on trouve dans les oignons.

C'est un « super-nutriment » qui a montré une capacité à renforcer notre organisme contre presque toutes les maladies : contre le cancer[1], contre Alzheimer[2], contre l'hypertension[3], sans le moindre effet indésirable.

C'est aussi et surtout un antiviral reconnu[4], et même un bronchodilatateur naturel, précieux contre l'inflammation des poumons[5].

---

1. https://drschmitz.lettre-medecin-sante.com/potentiel-quercetine/
2. https://www.researchgate.net/publication/272095928_The_flavonoid_quercetin_ameliorates_Alzheimer's_disease_pathology_and_protects_cognitive_and_emotional_function_in_aged_triple_transgenic_Alzheimers_disease_model_mice
3. Serban MC and al. Effects of Quercetin on Blood Pressure: A Systematic Review and Meta-Analysis of Randomized Controlled Trials (2016). *Journal of the American Heart Association*.
4. https://www.longdom.org/open-access/quercetin-a-promising-treatment-for-the-common-cold-2329-8731.1000111.pdf
5. https://bmjopenrespres.bmj.com/content/7/1/e000392

Dès le début de l'épidémie, on aurait dû penser à la quercétine.

Car plusieurs études scientifiques avaient montré que ce remède naturel (ou un de ses dérivés) avait une efficacité :

- contre le virus de la grippe A[6] et contre les complications de la grippe A H1N1[7] ;
- contre les virus Ebola[8], Zika[9], hépatite C[10] et Epstein-Barr[11].

Une étude réalisée sur des souris avait montré que la quercétine empêche certains types de virus *d'entrer dans les poumons*[12] ! Deux études datant des années 2000 ont conclu à l'intérêt de la quercétine pour *bloquer l'entrée dans les cellules d'un coronavirus de la famille du SRAS*... et éviter de souffrir du fameux « syndrome respiratoire aigu[13] [14] ».

Voilà pourquoi, dès le début de l'épidémie, un grand chercheur canadien s'est exprimé en faveur de ce nutriment : « *La quercétine a de bonnes chances de fonctionner, non seulement pour prévenir mais pour guérir le coronavirus* », a expliqué le Dr Michel Chrétien à la télévision canadienne, dès la fin du mois de février[15].

Problème : la quercétine est une molécule naturelle, que l'industrie pharmaceutique ne peut pas breveter, ni vendre à prix d'or.

« *La quercétine coûte seulement 1,50 $ par jour, alors que les nouveaux antiviraux coûtent 1 000 $ par jour* », avait expliqué le Dr Chrétien.

Résultat, cette molécule prometteuse a été largement négligée, malgré un large faisceau de preuves favorables.

---

6. https://www.ncbi.nlm.nih.gov/pubmed/26712783
7. https://www.ncbi.nlm.nih.gov/pmc/articles/PMC6259602/
8. https://www.ncbi.nlm.nih.gov/pubmed/27297486
9. https://www.ncbi.nlm.nih.gov/pmc/articles/PMC6598929/
10. https://www.ncbi.nlm.nih.gov/pubmed/27546480
11. https://www.ncbi.nlm.nih.gov/pubmed/26059439
12. https://www.ncbi.nlm.nih.gov/pubmed/29975735
13. https://www.ncbi.nlm.nih.gov/pubmed/15452254
14. https://www.ncbi.nlm.nih.gov/pubmed/22350287
15. https://www.youtube.com/watch?v=795GrZUgQww&app=desktop

Fin mars, l'ordinateur le plus puissant du monde l'a identifié comme l'un des remèdes les plus prometteurs contre la Covid[16]. On lui avait demandé d'analyser *8000 molécules* déjà étudiées dans les études scientifiques.

Et parmi les 77 molécules qu'il a identifiées pour *bloquer l'entrée du coronavirus dans nos cellules*, la quercétine est sortie en cinquième position.

Et puis, il y avait un autre élément *très intéressant* avec la quercétine.

Comme l'hydroxychloroquine, la quercétine est un *ionophore du zinc*[17], ce qui veut dire que qu'elle favorise l'entrée du zinc au cœur des cellules, dont on a vu les propriétés antivirales.

Avec de telles promesses, comment expliquer l'attentisme des scientifiques et des autorités, qui ne se sont pas pressés de la tester sérieusement ?

Et puisque cette molécule est inoffensive, pourquoi ne pas l'avoir conseillée, en prévention, aux personnes vulnérables ?

## De la propolis dans le nez, dans la gorge et à avaler

Ce qui est vrai pour la quercétine l'est aussi pour la *propolis*, un autre antiviral naturel.

La propolis aussi a fait la preuve de son efficacité sur de nombreux virus. En cas d'*angine*, de *sinusite* ou de *grippe*, elle réduit les symptômes et accélère la guérison[18]. La propolis est également précieuse contre les *bronchites*, car elle « désinfecte » les bronches et aide à expulser le mucus.

En gélule, une cure d'un mois à chaque pic épidémique aurait été une excellente prévention pour les personnes vulnérables.

---

16. https://chemrxiv.org/articles/Repurposing_Therapeutics_for_the_Wuhan_Coronavirus_nCov-2019_Supercomputer-Based_Docking_to_the_Viral_S_Protein_and_Human_ACE2_Interface/11871402/3
17. https://www.ncbi.nlm.nih.gov/pubmed/25050823
18. Z. Szmeja, B. Kulczynski, Z. Sosnowski and K. Konopacki, *Therapeutic value of flavonoid in rhinovirus infections*, Otolaryngologia Polska, vol. 43, n° 3, p. 180-184, 1989.

C'est ce que j'ai conseillé à mes lecteurs dès le mois de mars 2020, et cela a été confirmé scientifiquement au début de l'année 2021[19].

Dans une étude randomisée réalisée au Brésil sur 120 patients, des gélules de propolis ont permis de diminuer la durée d'hospitalisation de *près de moitié*... avec en plus des effets très protecteurs pour les reins.

La propolis a aussi l'avantage d'exister en spray nasal, spray pour la gorge et pastilles, ce qui en fait une arme excellente pour éviter que le coronavirus ne se propage dans les poumons.

C'est très important, car la spécificité du virus de la Covid-19, c'est qu'il se multiplie *d'abord* dans le *nasopharynx* (nez et gorge), avant d'attaquer les poumons et autres organes.

Donc, si vous arrêtez le virus au niveau du nez et de la gorge, vous évitez les formes graves.

C'est pourquoi de nombreux chercheurs dans le monde essaient de mettre au point un spray nasal contre la Covid-19, avec toutes sortes de molécules innovantes.

Ainsi, des chercheurs de l'université de Birmingham ont créé un spray nasal pour « *tapisser sur les parois nasales et créer une barrière protectrice* » contre le virus de la Covid-19[20].

De même, une équipe du CNRS cherche à mettre au point une molécule visant à empêcher le coronavirus d'infecter les voies pulmonaires. « *Si les tests s'avèrent concluants, elle pourrait prendre la forme d'un spray ou de pastilles* », avaient-ils conclu[21].

Mais pourquoi chercher de *nouvelles molécules*, alors qu'on avait la propolis *sous la main* ? Et que les sprays et pastilles à la propolis existent *déjà* dans le commerce ?

---

19. https://www.medrxiv.org/content/10.1101/2021.01.08.20248932v1
20. https://www.birmingham.ac.uk/news/latest/2020/11/anti-covid-19-nasal-spray-ready-for-use-in-humans.aspx
21. https://www.rtl.fr/actu/bien-etre/coronavirus-en-france-le-cnrs-explore-la-piste-d-un-spray-nasal-7800777225

D'autant plus que des études avaient déjà montré qu'un *spray nasal à base de propolis* accélère la guérison du *rhume* et soulage les symptômes[22].

Donc, il est clair que la propolis en spray dans le nez était très prometteuse pour éviter le coronavirus, sans le moindre risque.

C'était aussi le moment d'utiliser la propolis *dans la bouche* (en spray, bain de bouche ou en pastille) au moindre début de mal de gorge ou symptôme grippal.

Car tuer le virus quand il se trouve encore dans le nez et la gorge peut avoir des effets *spectaculaires*.

Une étude réalisée au Bangladesh a montré qu'en cas de Covid-19, un simple spray nasal ainsi que des bains de bouche *antiseptiques*, à base de *bétadine*, réduiraient le risque d'être hospitalisé de 84 % et le risque de mourir de 88 %[23] – un résultat spectaculaire, et il faut préciser qu'il s'agit d'une étude *randomisée* réalisée sur plus de 600 patients !

C'est une preuve supplémentaire de l'intérêt d'utiliser la propolis dans le nez et la gorge aux moments des phases épidémiques – mais personne n'en a parlé, ou presque. C'est d'autant plus étrange qu'une autre famille de substances bien connues a de très fortes propriétés antivirales.

Ce sont les huiles essentielles, elles aussi dramatiquement négligées dans l'épidémie.

## La puissance des huiles essentielles contre les infections

Si l'évocation des huiles essentielles comme traitement vous fait sourire, sachez que ce sont des molécules aux propriétés médicales bien établies scientifiquement.

Au centre hospitalier de Montélimar, cela fait plus d'une dizaine d'années que les cancérologues utilisent les huiles essentielles pour compléter les traitements anti-cancéreux

---

22. https://www.ncbi.nlm.nih.gov/pubmed/29254297
23. http://www.bioresearchcommunications.com/index.php/brc/article/view/176/159

classiques, accompagner les malades et soulager certains effets secondaires.

Au CHU de Nice, les soignants étudient l'impact des huiles essentielles sur les patients atteints de la maladie d'Alzheimer.

Ce ne sont pas de simples « arômes » : ce sont de vrais médicaments, hyper-concentrés.

Leur puissance est liée à leur mode de fabrication : 10 kilos de thym sont nécessaires pour fabriquer un tout petit flacon d'huile essentielle de thym.

Et s'il y a un domaine où les huiles essentielles ont prouvé une grande efficacité, c'est bien leur capacité à tuer les microbes.

Dès 2007, des scientifiques de la Manchester Metropolitan University (MMU) ont montré que 90 % des bactéries dangereuses, que l'on trouve souvent dans l'atmosphère des hôpitaux, sont détruites par la diffusion d'un mélange d'huiles essentielles[24].

Des travaux en cours montrent même qu'elles sont une des solutions les plus prometteuses contre la résistance des bactéries aux antibiotiques (l'antibiorésistance) : des antibiotiques retrouvent leur efficacité, contre des bactéries résistantes, lorsqu'ils sont mélangés à des huiles essentielles[25].

Contre les virus aussi, les huiles essentielles sont remarquablement efficaces. Elles ont montré une activité contre de très nombreux virus, comme celui de la grippe, celui de l'herpès ou encore celui de la fièvre jaune[26].

En diffusion, une étude a montré que l'huile essentielle d'*Eucalyptus globulus* pouvait détruire le virus de la grippe en dix minutes[27].

Leur grand avantage est qu'elles ont plusieurs modalités d'action. Certaines huiles détruisent l'enveloppe des virus. D'autres attaquent leur ARN, ce qui provoque leur mort. D'autres encore évitent que le virus n'adhère à la paroi de la cellule.

---

24. https://pubmed.ncbi.nlm.nih.gov/15555788/
25. https://www.epo.org/news-events/events/european-inventor/finalists/2017/remmal_fr.html
26. https://www.mdpi.com/1420-3049/25/11/2627
27. https://chemistry-europe.onlinelibrary.wiley.com/doi/full/10.1002/slct.202000822

Et parmi toutes les huiles essentielles potentiellement efficaces contre le nouveau coronavirus, il y en a une qui faisait l'unanimité des spécialistes : l'huile essentielle de *ravintsara* (*Cinnamomum camphora CT cinéole*).

C'est une des huiles essentielles les moins toxiques qui existent. Il n'y a donc aucun risque à l'utiliser, en prévention ou en traitement contre le coronavirus.

D'ailleurs, une partie des Français ne s'y sont pas trompés : au mois de mars 2020, il y a eu une telle ruée sur le ravintsara que les boutiques françaises ont été en rupture de stock pendant des semaines !

Pourquoi ne pas avoir conseillé aux personnes vulnérables de s'appliquer quelques gouttes de ces huiles essentielles sur la peau, matin et soir, en plein pic épidémique ?

Et pourquoi ne pas avoir utilisé des huiles essentielles *en diffusion*, dans les hôpitaux et les maisons de retraite, pour assainir l'air ambiant ?

Et pour ceux qui refusent de faire quoi que ce soit sans étude scientifique définitive, pourquoi ne pas avoir testé les huiles essentielles *immédiatement* ?

Dès 2008, on savait qu'une huile essentielle (Laurier noble) avait une activité *in vitro* contre le *virus SARS-CoV responsable de l'épidémie de SRAS de 2003*[28].

À l'éclatement de l'épidémie de 2020, il aurait été judicieux de tester massivement les huiles essentielles.

Car elles existent déjà dans le commerce, elles sont peu coûteuses et elles ont des propriétés virales à large spectre : c'étaient des candidates idéales pour soigner !

## Et d'autres remèdes naturels encore

Contre la Covid-19, le président de Madagascar a fait la promotion d'un produit à base d'huile essentielle de *ravintsara*, mais aussi de la plante *Artemisia annua* (armoise).

---

28. https://pubmed.ncbi.nlm.nih.gov/18357554/

Cette plante, l'armoise, contient notamment de l'artemisine, un composé qui a valu le prix Nobel de médecine à Tu YouYou, qui l'a découvert grâce à la médecine traditionnelle chinoise.

Mais l'armoise n'est pas seulement efficace contre le paludisme : un peu comme la chloroquine, elle est aussi très prometteuse contre la Covid-19, sans effet indésirable.

En France, elle a été défendue par le Pr Perronne, mais elle est largement utilisée en Afrique et en Chine.

Et à propos de médecine chinoise, il existe un remède traditionnel *efficace contre le coronavirus* et officiellement recommandé par les autorités chinoises pendant l'épidémie.

Il s'agit du *Shuanghuanglian* – un composé de trois plantes : chèvrefeuille, forsythia et scutellaire du lac Baïkal.

Figurez-vous que ce traitement, en Chine, « *a été administré à 99 % des patients dans les hôpitaux temporaires de la province de Hubei, et à 94 % des personnes dans les lieux de quarantaine à titre de prévention* »[29] !

Encore d'autres plantes antivirales pourraient être efficaces, comme la renouée du Japon (*Polygonum cuspidatum*) ou la réglisse (*Glycyrrhiza*)[30].

Mais on vit dans un monde où ces remèdes n'existent pas pour la médecine officielle.

C'est un énorme gâchis, car certaines de ces molécules pourraient être très efficaces et salvatrices.

Et même si l'un ou l'autre de ces remèdes demeurait sans effet sur certains organismes, ils sont précieux pour tous les patients en pleine épidémie.

Car aussi surprenant que cela puisse paraître, *l'espoir* est en soi un remède puissant, et connu de longue date et scientifiquement validé.

---

29. https://www.lecourrierdesstrateges.fr/2020/03/15/de-quoi-se-compose-le-shuanghuanglian-le-medicament-qui-soigne-le-coronavirus-selon-les-chinois/
30. https://www.stephenharrodbuhner.com/wp-content/uploads/2020/03/coronavirus.txt.pdf

#

# Refus de soin, confinement et paracétamol : un crime contre l'immunité

Les autorités et les médias ne se sont pas contentés de priver les Français de gestes et de remèdes qui auraient pu sauver des milliers de vies.

Ils ont fait pire que ça.

Par leurs paroles et leurs recommandations, ils ont activement *malmené notre capacité naturelle* à combattre le virus.

## Comment le confinement strict affaiblit le système immunitaire

D'abord, le confinement strict et la psychose ont causé une explosion de « malbouffe ».

Beaucoup de Français se sont précipités sur le sucre et les aliments industriels de « confort », pour compenser le stress, la déprime et l'inactivité. On l'a vu, c'est le meilleur moyen d'affaiblir son système immunitaire et d'être plus vulnérable aux infections.

Le confinement strict a aussi privé les Français d'une activité physique régulière, pourtant indispensable elle aussi pour renforcer l'organisme.

C'est allé très loin : au printemps, des randonneurs ont été pourchassés par hélicoptère. À l'automne, on a interdit à une femme de 93 ans de prendre son bain de mer habituel, qui soigne pourtant sa maladie chronique et entretient la vigueur de son système immunitaire.

Malbouffe et inactivité sont les pires ennemies d'une bonne santé et d'une bonne immunité.

Dans un éditorial publié par la revue *Nature Metabolic*, l'immunologiste Janelle Ayres l'a confirmé : « *Notre tactique d'évitement du virus conduit les gens à développer davantage de syndromes métaboliques*[1] », ce qui est dramatique quand on sait que les problèmes métaboliques sont la cause directe des formes graves de la Covid-19.

Et pour couronner le tout, un autre élément est venu s'ajouter pour affaiblir notre immunité : le *stress*.

En mars et avril 2020, les autorités ont décidé de vous terroriser. C'était voulu et organisé.

Souvenez-vous : chaque soir, monsieur Salomon (le directeur général de la santé), surnommé le « croque-mort » par des médecins de terrain, venait à la télévision vous annoncer le nombre des morts.

Tous les jours, on vous a dit et répété qu'il n'y avait *pas de traitement contre ce virus*, que *la seule solution* était de rester barricadé chez soi.

On vous a même expliqué que votre médecin généraliste *ne pouvait rien pour vous* – que vous deviez simplement appeler le 15 quand vous aviez du mal à respirer (donc trop tard).

*Vous qui entrez dans l'épidémie, laissez toute espérance*, aurait dit Dante.

Or, savez-vous ce qui *plombe* le système immunitaire ?

La peur. Le stress. Le manque de sommeil.

Jouer sur la peur, en pleine épidémie, était donc dangereux.

Créer la psychose a eu de graves répercussions sur le moral et le sommeil des Français, et donc sur leur capacité *personnelle* à surmonter le virus.

1. https://www.nature.com/articles/s42255-020-0237-2

## Les Français placés sous cloche, comme les rats du Pr Laborit

Vous connaissez peut-être les expériences du Pr Laborit, racontées dans le film d'Alain Resnais, *Mon oncle d'Amérique*.

On place un rat en cage. Le sol est électrifié. Régulièrement, une sirène annonce un choc électrique imminent.

Si le rat a la possibilité d'agir (passer dans la cage d'à côté), tout va bien.

Mais s'il est condamné à subir le choc, *sans rien pouvoir faire*, il finit par *dépérir*, en quelques jours.

Puis le Pr Laborit a mis *deux* rats dans la cage soumise aux électrochocs.

Au moment où la sirène retentissait, les deux rats se jetaient l'un sur l'autre.

Cela ne changeait rien à leur situation, mais au moins, ils *agissaient*.

Résultat ? Au bout de quelques jours, ils étaient toujours en très bonne santé !

Henri Laborit en a conclu que le simple fait *d'agir* a une action positive pour la santé.

À l'inverse, quand on vous place dans un état de psychose où *vous ne pouvez rien faire pour vous défendre*, votre état de santé se détériore à toute vitesse.

C'est exactement ce que nous avons vécu : à part vous demander de vous laver les mains, la seule solution proposée était le confinement, c'est-à-dire *l'inhibition de l'action*.

Mais comme l'a montré le Pr Laborit, c'est le meilleur moyen de *détruire votre système immunitaire*, et de vous rendre vulnérable aux infections.

Voici ce qu'on aurait dû vous dire :

> **« Votre corps est votre *meilleure arme* contre les risques d'infection, c'est le moment d'en prendre le plus grand soin !**
> **Il existe une *multitude de choses à faire* pour réduire votre risque de complications, prenez de bonnes habitudes, comme de manger moins sucré, faire davantage d'activité physique, vous promener au soleil en pleine nature, avaler de la vitamine D ou faire le plein de zinc.**

Plutôt que de nous *tétaniser*, à notre domicile, il aurait fallu parler de tout ce qu'on peut faire, par nous-mêmes, pour favoriser nos propres défenses immunitaires !

L'espoir *en soi* est thérapeutique. Agir *en soi* est thérapeutique.

Pour le dire clairement : il vaut mieux faire quelque chose, même si cela ne sert à rien, plutôt que de ne rien faire.

On touche là au facteur psychologique, mais la psychologie est essentielle en médecine.

On dirait que nos grands pontes ont totalement oublié que la médecine est un art, qui s'applique à des hommes.

Or, les hommes ne sont pas des machines : leurs émotions influent directement sur leur capacité à surmonter une maladie.

En prévention, on aurait dû donner de l'espoir en conseillant des gestes simples et efficaces : vitamine D, alimentation saine, activité physique douce, etc.

Mais on ne nous a rien dit là-dessus. Alors qu'il n'y avait rien à perdre et tout à gagner à le faire.

Et en traitement, on a fait encore pire. Dès la mi-mars, on savait qu'il existait un traitement *prometteur* et *peu risqué*, celui du Pr Raoult, avec cinquante ans de recul sur ses effets indésirables éventuels.

Mais en France, on a *interdit* aux médecins de prescrire un traitement ayant une chance de guérir les malades.

Les patients étaient condamnés à rester dans *l'inhibition de l'action* : ils devaient attendre de voir s'ils allaient se retrouver à l'hôpital, en détresse respiratoire.

Maintenir les patients dans la peur et l'inaction est une catastrophe en médecine.

À sa manière, le Pr Didier Raoult l'a rappelé, devant les sénateurs :

> **Hippocrate disait qu'il faut commencer par calmer les patients et leur donner de l'espoir.**
> **Le pessimisme tue les patients.**

Ce n'est pas une parole en l'air : c'est prouvé scientifiquement, avec le fameux « effet placebo ».

L'effet placebo est une sorte de petit miracle créé par votre cerveau : lorsqu'il anticipe que votre corps va aller mieux (grâce à la pilule qu'on vous donne), il active des substances qui vous aident naturellement à aller mieux.

Ainsi, quand on donne à un patient une pilule contenant de l'eau en lui disant que c'est un médicament antidouleur, il va réellement ressentir une diminution de sa douleur.

Ce qui est vrai pour la sensation de douleur l'est également pour la vivacité du système immunitaire.

C'est la raison, d'ailleurs, pour laquelle les scientifiques testent leurs médicaments « contre placebo » : pour être sûr que le remède a bien une efficacité par lui-même, en plus de son effet placebo.

C'est toute l'ironie de l'histoire du protocole Raoult.

Les experts officiels ont bruyamment critiqué le Pr Raoult pour ne pas avoir mené d'étude randomisée *contre placebo*, ce qui montre qu'ils croient à l'effet placebo.

Et pourtant, ce sont les mêmes experts qui ont refusé que les médecins prescrivent à leurs patients des médicaments sûrs et bien connus, qui auraient pu au minimum avoir un effet placebo sur leur patient !

Donc, même si le protocole Raoult était inefficace, il aurait eu le grand mérite de soulager le patient, et de l'aider à guérir.

C'est prouvé scientifiquement : lorsque nous avons le sentiment d'être pris en charge avec humanité, que nous nous sentons en sécurité et en confiance avec notre thérapeute, cela active des hormones qui atténuent biologiquement nos symptômes et nous aident à guérir.

Cela a notamment été trouvé chez des patients atteints de « reflux gastro-œsophagien » (brûlures causées par des remontées acides de l'estomac vers l'œsophage)[2] : les patients qui ont eu droit à une longue séance avec un médecin empathique, ont vu leurs symptômes s'améliorer nettement plus vite que ceux qui ont eu une consultation standard !

Voilà pourquoi il était dangereux d'empêcher les médecins généralistes de soigner leurs patients, indépendamment même de l'efficacité réelle des traitements comme l'hydroxychloroquine ou l'azithromycine.

---

2. https://journals.plos.org/plosone/article?id=10.1371/journal.pone.0136855

Et il était encore plus absurde de refuser de parler des traitements naturels, qui ont l'avantage de ne comporter *aucun danger* et qui peuvent être pris en automédication.

Mais la plupart des Français ont pensé qu'il n'y avait « *rien à faire* ». Qu'il n'y avait aucun traitement.

Pire : les solutions naturelles étaient présentées dans les médias comme de « fausses promesses » !

« *Il ne faut surtout pas donner de faux espoirs aux gens* », disaient-ils. Ce qui est doublement absurde : non seulement ces traitements naturels ont de grandes chances de marcher, ne serait-ce que *partiellement*... mais on sait depuis des lustres que *l'espoir fait vivre*, au sens propre du terme, grâce au fameux effet placebo.

## Le scandale du paracétamol, seul médicament recommandé à domicile

Le plus incroyable, dans cette affaire, c'est que les autorités ont malgré tout recommandé un traitement, dès les premiers symptômes : le paracétamol.

Pourtant, le paracétamol ne donne *aucun espoir de guérison* : aucun médecin n'a jamais prétendu qu'il pouvait aider à guérir.

Son seul « bienfait » supposé était de limiter les symptômes de la maladie, en particulier de faire baisser la fièvre, dans un objectif de confort.

Donc, ce médicament ne pouvait même pas remplir la fonction « placebo », celle qui donne de l'espoir pour guérir, et peut participer à accélérer la guérison.

Mais il y a pire. Tout indique que ce médicament a fait le contraire : *ralentir la guérison*, et *aggraver l'état de certains malades*.

L'affaire du paracétamol, médicament accessible sans ordonnance, est le scandale *le moins connu* de l'histoire de la Covid-19.

Il faut l'examiner en détail, car il jette une lumière crue sur le caractère fallacieux des arguments évoqués contre l'hydroxychloroquine, et plus encore contre les traitements naturels en général.

Pour le dire d'un mot, recommander le paracétamol en cas de symptômes de Covid-19 était un des pires conseils possible.

D'abord, parce que le paracétamol est un médicament dangereux *en cas de surdosage*.

Le professeur Raoult l'a martelé : « *Les effets secondaires du Doliprane sont bien pires que ceux de la chloroquine*[3]. » « *Le Doliprane est plus dangereux que l'hydroxychloroquine [...]. C'est la première cause d'intoxication dans les pays modernes au monde. C'est dangereux, le Doliprane. Ça tue beaucoup*[4]. »

De fait, ce n'est pas ce genre de médicament qu'on doit mettre en avant, au moment où tout le monde panique, *sans contrôle médical*.

C'est pour cela que l'hydroxychloroquine méritait certainement d'être prescrite sur ordonnance plutôt qu'en vente libre, comme l'a décidé Agnès Buzyn au mois de janvier 2020. Mais c'est *encore plus vrai* pour le paracétamol, dont le surdosage fatal est *très proche* de la limite autorisée.

« *Je me suis bourrée de paracétamol* », a témoigné une patiente dans *Libération* : combien ont fait de même, au risque de mettre leur foie en danger[5] ?

Comment ne pas craindre que certains patients se soient *surdosés* en paracétamol, en croyant qu'il s'agit d'un « remède » pour guérir la Covid ?

On ne peut même pas faire confiance aux pharmaciens pour limiter ces surdosages. Selon une enquête du journal *UFC-Que Choisir*, une pharmacie sur quatre (24 %) conseille des doses *dangereuses*, supérieures à 4 grammes par jour[6].

---

3. https://www.capital.fr/economie-politique/les-effets-secondaires-de-la-chloroquine-1365660
4. https://www.20minutes.fr/sante/2785711-20200525-coronavirus-marseille-didier-raoult-etude-remet-cause-hydroxychloroquine-foireuse
5. https://www.liberation.fr/france/2020/11/17/j-ai-attrape-deux-fois-le-covid-avec-des-symptomes-crescendo_1805663
6. https://www.huffingtonpost.fr/2018/03/21/paracetamol-selon-lufc-que-choisir-un-pharmacien-sur-quatre-conseille-des-doses-dangereuses-pour-la-sante_a_23391304/

C'est d'autant plus grave que le paracétamol peut faire des dégâts, *même quand le patient respecte la limite maximale autorisée* !

On le savait depuis un rapport officiel canadien datant de 2015, qui concluait que 20 % des intoxications graves au paracétamol avaient eu lieu *sans surdosage*, quand le foie des patients était déjà fragile.

Mais cela a été confirmé, à l'été 2020, par une étude montrant que les personnes ayant une carence en *sélénium* prennent de gros risques pour leur foie en prenant du paracétamol aux doses normales[7]. « *Les personnes ayant une carence en sélénium peuvent faire une overdose de paracétamol, même en suivant les recommandations officielles* », a déclaré l'auteur de l'étude, le Dr Charareh Pourzand[8].

Le parallèle avec l'hydroxychloroquine est frappant : on a interdit *aux médecins* de prescrire ce médicament, malgré des preuves massives de son innocuité.

Et dans le même temps, on a recommandé le paracétamol sans nuance, en *automédication*, alors qu'il s'agit d'un médicament très dangereux en cas d'ingestion de fortes doses.

Au moins, l'hydroxychloroquine avait vocation à soigner et à sauver des vies. Alors que le paracétamol ne pouvait pas aider à guérir.

C'est même l'inverse qui est vrai, et j'en arrive au scandale le plus choquant.

Tout indique que ce médicament ralentit la guérison de la Covid-19 et pourrait *causer des morts*.

Comme l'ibuprofène, dont on s'est beaucoup méfié au début de l'épidémie.

Souvenez-vous : en mars 2020, de grands pharmacologues français sont montés au créneau contre les risques de l'ibuprofène et autres anti-inflammatoires face à la Covid-19.

Dans *Le Figaro*, le Pr Bernard Bégaud expliquait bien le problème : « *Nous savons que l'inflammation est une réponse*

---

7. https://www.liebertpub.com/doi/10.1089/ars.2019.7909
8. https://www.news-medical.net/news/20200805/Study-shows-link-between-selenium-deficient-diet-and-paracetamol-toxicity.aspx

*normale de l'organisme en cas d'infection, c'est un mécanisme de défense. En prenant un anti-inflammatoire, on peut bloquer ce mécanisme de défense*[9]. »

Oui, l'inflammation *aiguë* est une réaction naturelle de l'organisme, qui est là *pour nous soigner*.

Il est donc *mauvais* d'interférer avec cette réaction naturelle, surtout avec un médicament chimique aux effets puissants et mal maîtrisés.

En *janvier 2020*, lors du Congrès de pneumologie de langue française à Paris, il avait même été reconnu que les anti-inflammatoires comme l'ibuprofène pouvaient *causer des complications infectieuses pulmonaires sévères*[10].

Il était donc évident qu'il fallait éviter ce type de médicament face à la Covid-19.

Pourtant, même avec l'éclatement de la crise du coronavirus, *il a fallu attendre les premiers morts* pour que le ministre de la Santé Olivier Véran réagisse.

Ce n'est que le 14 mars qu'il a fini par déclarer : « *La prise d'anti-inflammatoires (ibuprofène, cortisone...) pourrait être un facteur d'aggravation de l'infection.* »

Mais il a ajouté un conseil très problématique : « *En cas de fièvre, prenez du paracétamol.* »

Or, le paracétamol comme l'ibuprofène présentent le même problème : ils bloquent la fièvre.

## Face à la Covid-19, le paracétamol risque de faire des dégâts

La fièvre est comme l'inflammation : c'est une « *réponse normale de l'organisme* » en cas d'infection, et donc un « *mécanisme de défense* » contre la maladie, pour reprendre les termes du Pr Bégaud.

---

9. https://www.lefigaro.fr/sciences/anti-inflammatoires-et-covid-19-il-ne-faut-pas-jouer-avec-le-feu-20200327
10. https://www.lefigaro.fr/sciences/les-risques-meconnus-de-l-ibuprofene-20200127

Non seulement c'est une réponse « normale », mais c'est une réponse *thérapeutique*.

Beaucoup de médecins l'oublient, mais on sait depuis au moins cinquante ans que la fièvre est *précieuse* contre les virus.

Dans les années 1970, le directeur de l'Institut Pasteur et Prix Nobel de médecine français, le Dr André Lwoff, l'avait démontré sur le virus de la polio. « *Le bon sens populaire a découvert depuis longtemps l'intérêt de la fièvre, quand un malade avait une infection, on le mettait sous des édredons et lui faisait boire beaucoup de tisane pour augmenter sa température*[11] », avait-il expliqué.

La fièvre est un « médicament » très efficace pour deux raisons principales :

- Parce que les virus ne résistent pas à une haute température : c'est en partie pour tuer les virus et les empêcher de se multiplier que la chaleur de votre corps augmente avec la fièvre.
- Et parce que, à haute température, notre système immunitaire fonctionne mieux – les cellules immunitaires spécialisées pour tuer les virus et bactéries deviennent plus efficaces !

Bloquer la fièvre, au contraire, c'est priver notre réponse immunitaire d'une de ses armes les plus puissantes.

Dès le mois de mai, deux chercheurs américains ont tiré la sonnette d'alarme : le principal problème de l'ibuprofène, disaient-ils, est probablement qu'il est très efficace pour baisser la fièvre[12].

Or, disent-ils, « *dans beaucoup d'études, l'utilisation de médicaments antipyrétiques* [qui font baisser la fièvre] *a été associée à une augmentation de la mortalité et de la morbidité* ».

La preuve avec une revue d'études comprenant plus de 5 000 enfants vaccinés : elle a conclu que la prise de paracétamol

---

11. https://www.ina.fr/contenus-editoriaux/articles-editoriaux/1973-qu-est-ce-qu-un-virus-un-prix-nobel-repond/
12. https://www.ncbi.nlm.nih.gov/pmc/articles/PMC7247463/

dans la foulée de la vaccination *réduit la capacité de l'organisme à produire des anticorps*[13].

Autrement dit, les vaccins sont moins efficaces en cas de prise de paracétamol, parce qu'ils affaiblissent la réaction normale du système immunitaire.

On sait aussi que les médicaments anti-fièvre *allongent* la durée de l'infection à la salmonelle[14], *prolongent* les symptômes de la grippe[15], *retardent* la résolution des symptômes de la varicelle[16] et *prolongent* la durée des rhumes (rhinovirus) et en *aggravent* les symptômes[17].

Dans les infections graves, bloquer la fièvre peut même tuer.

Une revue d'études sur les effets de la fièvre, publiée dans *Nature Reviews Immunology*, qui recense 223 références bibliographiques, explique dès les premières lignes :

> **Il y a de plus en plus de preuves que l'élévation de la température corporelle de 1 à 4 degrés telle que l'on voit dans les fièvres est associée à une amélioration de la survie et à la guérison de diverses infections. Par exemple, l'utilisation des médicaments antipyrétiques pour diminuer la fièvre est corrélée à une augmentation de la mortalité de 5 % dans une population humaine infectée par des virus grippaux et affecte négativement le pronostic dans les unités de soins intensifs[18].**

Cet effet fatal a été démontré sans ambiguïté chez l'animal : on a découvert une surmortalité de plus de 30 % chez les animaux qui prenaient des médicaments contre la fièvre, au moment d'une infection[19].

---

13. https://pubmed.ncbi.nlm.nih.gov/25180516/
14. https://adc.bmj.com/content/67/4/531
15. https://accpjournals.onlinelibrary.wiley.com/doi/abs/10.1592/phco.20.19.1417.34865
16. https://www.sciencedirect.com/science/article/abs/pii/S0022347689804615
17. http://www.medicinabiomolecular.com.br/biblioteca/pdfs/Doencas/do-1323.pdf
18. https://pubmed.ncbi.nlm.nih.gov/25976513/
19. https://pubmed.ncbi.nlm.nih.gov/20929891/

Toutes les preuves scientifiques sont convergentes : il est dangereux de faire baisser la fièvre.

C'est donc particulièrement dangereux de le faire contre la Covid-19, inoffensive quand notre système immunitaire réagit bien, mais dangereuse si le virus se propage dans les poumons.

Voilà pourquoi, conseiller du paracétamol est pire qu'une simple « mauvaise idée » en cas d'infection grave.

Et comme si cela ne suffisait pas, il y a encore une raison supplémentaire, *spécifique à la Covid-19*, d'éviter le paracétamol à tout prix.

Il faut savoir qu'une des substances les plus précieuses de notre corps, que nous fabriquons naturellement, est nommée *glutathion*.

Surnommée le « *maître des antioxydants* », elle a énormément de bienfaits, notamment pour *réparer nos poumons*[20].

De plus, des études de plus en plus nombreuses ont montré l'intérêt du glutathion pour *améliorer la réponse immunitaire contre les infections*[21][22].

C'est donc une substance particulièrement intéressante pour vous protéger de la Covid-19, à la fois dans la phase virale et dans la phase inflammatoire.

Mais savez-vous ce que fait le paracétamol dans votre organisme ? *Il réduit vos niveaux naturels de glutathion*. C'est reconnu par tous les médecins.

D'ailleurs, quand vous avez une *intoxication* au paracétamol, *l'antidote* consiste à augmenter votre glutathion *via* une substance naturelle nommée N-acétylcystéine (NAC). « *Son action dans le mécanisme de détoxification du paracétamol s'explique par son rôle de précurseur du glutathion* », disent les autorités médicales[23].

Donc, la NAC a l'effet *inverse* du paracétamol. Elle *améliore* vos réserves de glutathion, quand le paracétamol les *réduit*. Et

---

20. https://www.cochrane.org/fr/CD007020/CF_comment-les-vitamines-e-et-c-le-beta-carotene-le-selenium-et-le-glutathion-affectent-ils-les
21. https://www.frontiersin.org/articles/10.3389/fimmu.2017.01239/full
22. https://www.ncbi.nlm.nih.gov/pubmed/28423341
23. https://www.revmed.ch/RMS/2007/RMS-129/32629

c'est précisément parce qu'elle a un effet bénéfique sur le glutathion que certains experts nutritionnistes ont recommandé la NAC en complément alimentaire pour lutter contre la Covid-19[24]. *A contrario*, cela prouve qu'il faut éviter de prendre du paracétamol, une substance qui réduit vos niveaux de glutathion.

Pour toutes ces raisons, au mois de mars, j'ai immédiatement déconseillé à mes lecteurs de prendre du paracétamol, contre les recommandations officielles : « *Il vaut mieux pour vous être "inconfortable" pendant quelques jours, avec une fièvre à 40 °C... plutôt que de vous retrouver hospitalisé, avec assistance respiratoire.* »

Comme pour l'intérêt de la vitamine D, c'était évident depuis le départ.

Et, là encore, des études ont commencé à le confirmer par la suite.

En octobre 2020, une étude publiée dans le journal *Frontiers in Pharmacology* met les pieds dans le plat avec ce titre : « *Y a-t-il un lien entre l'effet du paracétamol sur le glutathion et la sévérité de la Covid-19 ?*[25] »

Sa conclusion est claire : « *Sur la base de nouvelles données et d'hypothèses sur le rôle possible d'un manque de glutathion dans l'exacerbation de la Covid-19 et de l'effet du paracétamol à vider les réserves de glutathion, cet article soulève la question de l'opportunité de donner du paracétamol.* »

Le gouvernement n'est donc pas seulement coupable de non-assistance à personne en danger, en ayant expliqué à tort qu'il n'y avait pas de traitement.

Il a fait pire, car conseiller le paracétamol aux malades de la Covid-19 a probablement *aggravé* l'état de certains, et causé des morts.

Donc, nos « grands pontes » liés à l'industrie pharmaceutique se sont acharnés depuis le début à pointer les dangers fantasmés de l'hydroxychloroquine, alors que c'est un médicament qui avait une réelle chance d'aider les patients à guérir.

---

24. https://www.ncbi.nlm.nih.gov/pmc/articles/PMC7649937/
25. https://www.frontiersin.org/articles/10.3389/fphar.2020.579944/full

Mais ces mêmes « sommités » de la médecine n'ont vu absolument *aucun inconvénient* à conseiller aux malades le paracétamol en automédication, alors que ce médicament n'a strictement aucun effet antiviral et qu'il risque au contraire *d'aggraver la maladie* !

Le paradoxe est encore plus éclatant quand on fait la comparaison avec les traitements naturels inoffensifs comme la vitamine D, le zinc ou la quercétine.

« Ne prenez rien tant que nous n'avons pas d'études en double aveugle », vous disait-on. Il ne faut pas faire « n'importe quoi ».

Mais dans le même temps, on faisait « n'importe quoi » en ouvrant les vannes de la distribution du paracétamol, un médicament qui peut tuer avec un léger surdosage, qui n'avait aucune capacité à guérir et qui réduisait la capacité de votre organisme à se défendre contre la Covid-19, en bloquant la fièvre et vidant vos réserves de glutathion.

On a affaibli l'immunité des malades, plutôt que de la renforcer.

C'est comme si l'on ne connaissait plus rien aux méthodes simples et naturelles permettant de stimuler le système immunitaire.

Serait-ce parce que l'immunité n'est plus étudiée que sous un seul angle, celui de la vaccination ?

# SCANDALE N° 3

# L'obsession coûteuse et imprudente pour la vaccination généralisée

“ Début novembre 2020, le laboratoire Pfizer annonce un vaccin anti-coronavirus efficace à 90 %.

C'est l'enthousiasme général, les Bourses du monde entier montent en flèche.

Quelques jours après, la start-up Moderna annonce un vaccin efficace à 94,5 %.

À nouveau, les cours de Bourse s'enflamment.

Pfizer surenchérit alors en déclarant que, finalement, son vaccin est efficace à 95 % !

Pourtant, au beau milieu de ces annonces, il s'est produit quelque chose d'important, passé totalement inaperçu.

Mi-novembre, une équipe de chercheurs turcs publie une étude en preprint (donc avant relecture par les pairs), sur le site de *The Lancet*[1].

Eux aussi auraient trouvé une solution *préventive* contre le coronavirus, *efficace à plus de 90 %*.

Mais la solution turque est très différente des vaccins de Pfizer, Moderna ou Sanofi :

- Elle n'a pas coûté des milliards au contribuable pour l'inventer : en fait, elle a coûté *zéro euro* à mettre au point, car on la connaît depuis des dizaines d'années.
- Elle n'a pas besoin d'être injectée, et encore moins conservée dans un frigo à –70 degrés, ni même à –20 degrés : c'est une simple *pilule* à avaler.
- Elle ne cause strictement *aucun effet indésirable*, et personne ne s'inquiète de ses répercussions sur le système immunitaire ou le patrimoine génétique, contrairement aux vaccins à ARN messagers en préparation.
- Elle est *distribuable immédiatement* à la totalité de la population mondiale, pour un coût

1. https://twitter.com/davidasinclair/status/1328848579935555584

minime, alors que les nouveaux vaccins ne seront pas disponibles massivement avant six ou douze mois.

Sur le papier, cette solution turque semble donc *largement supérieure* aux vaccins qu'on nous annonce.

Mais bizarrement, elle n'a fait l'objet *d'aucun grand titre médiatique*. Les cours de Bourse n'ont pas bougé *d'un pouce* lors de la publication de ses résultats.

Car ce n'est pas un vaccin high-tech, mais un simple complément alimentaire, contenant trois molécules naturelles : la quercétine, la vitamine C et la bromélaïne (un groupe d'enzymes que l'on trouve dans l'ananas).

Et pourtant, les résultats de cette solution n'ont pas grand-chose à envier à l'efficacité des vaccins coûtant des milliards d'euros.

Voici les chiffres obtenus par ce remède préventif sur les personnels soignants, donc des personnes à très haut risque d'être infectées :

- 1,3 % du groupe ayant reçu ces molécules naturelles a été infecté (1 sur 72 soignants) ;
- contre 21,5 % du groupe ayant reçu le placebo (9 sur 42 soignants).

On a donc presque *20 fois moins d'infections* dans le groupe traité par rapport au groupe placebo.

Comme les vaccins Pfizer et Moderna, l'efficacité est supérieure à 90 % !

Bien sûr, l'étude turque n'avait pas encore été publiée dans une revue officielle, et l'échantillon était modeste.

Mais cela signalait *au minimum* qu'il fallait tester d'urgence cette solution dans des essais cliniques en Occident.

D'autant plus que ces molécules naturelles testées par l'équipe turque ne sont même *pas* celles qui ont *déjà* fait la preuve massive de leur

efficacité en prévention, comme on l'a vu dans le chapitre précédent.
Imaginez donc qu'on donne à tout le monde de la vitamine D, du zinc et du sélénium en plus de la quercétine, vitamine C et bromélaïne : on aura forcément des résultats *encore meilleurs* !
Et pourtant, *on ne nous a jamais parlé de ces résultats spectaculaires,* obtenus en prévention, avec des molécules naturelles sans aucun risque.
Le silence était encore plus assourdissant s'agissant de l'ivermectine, un vieux médicament apparu rapidement comme très efficace contre la Covid-19.
Début 2021, les études scientifiques sur son efficacité en *prévention* sont si flagrantes que le Dr Philippe Gorny, en France, publie une tribune d'alerte dans la presse française :

> **L'ivermectine a été utilisée dans 7 études à titre prophylactique. En Argentine par exemple, près de 1 200 soignants au contact de malades Covid-19 ont été suivis pendant dix semaines dans quatre centres : 788 reçurent l'ivermectine, 407 n'eurent *aucun* traitement. Au terme de l'essai, 237 sujets furent infectés dans le groupe sans médicament et aucun dans le groupe traité. Bluffant ![2]**

Et pourtant, cette molécule très peu coûteuse et sans risque a elle aussi été totalement négligée, en plein cœur de l'hiver 2020-2021, alors qu'elle avait toutes les chances d'enrayer l'épidémie et de sortir le pays des lourdes contraintes sanitaires. À la place, on n'a parlé que de vaccination.
Attention : je précise que je n'ai aucun *a priori* contre la vaccination, et j'aurais été le premier à

2. https://www.parismatch.com/Actu/Sante/Covid-19-l-ivermectine-une-piste-a-suivre-1719386

me réjouir des moyens déployés sur cette solution si c'était la seule stratégie possible contre la Covid-19.
Mais cela n'a jamais été le cas.
En réalité, dès le départ, la probabilité que la vaccination soit la solution miracle contre l'épidémie était très faible.

#

# Cette étrange focalisation sur le vaccin, dès le début de l'épidémie

Le 13 avril 2020, alors que toute la France est confinée, le président Macron fait une déclaration surprenante. Dans une allocution officielle, il déclare que la solution *prioritaire* passe par le vaccin : « *La première voie pour sortir de l'épidémie est celle des vaccins. Tout ce que le monde compte de talents, de chercheurs y travaille*[1]. »

La « première voie », vraiment ? En pleine épidémie, la première voie n'était-elle pas au contraire de recommander aux citoyens des mesures de *prévention* élémentaires pour renforcer le système immunitaire ?

N'était-il pas également urgent de trouver des *traitements* efficaces, prescrits par les médecins généralistes, pour éviter l'aggravation de l'état des malades et leur hospitalisation ?

Cette priorité donnée à la vaccination est difficilement compréhensible, car il était clair dès le départ que la vaccination ne pouvait pas être la solution à court terme pour « *sortir de l'épidémie* ».

Dans le meilleur des cas, cette solution arriverait à la fin de l'hiver 2020-2021, donc trop tard pour la majorité des malades infectés tout au long de l'année 2020.

Et pourtant, par un phénomène assez extraordinaire, l'argent public *pour les vaccins* a immédiatement coulé à flots, sans la moindre retenue.

---

1. https://www.elysee.fr/emmanuel-macron/2020/04/13/adresse-aux-francais-13-avril-2020

Dès le printemps, la Commission européenne a signé des contrats de plusieurs centaines de millions d'euros avec l'industrie pharmaceutique, pour des vaccins *qui n'existaient pas encore*, dans l'opacité la plus totale[2].

Ce qui choque, c'est la disproportion entre ces sommes considérables et l'absence quasi totale de financement pour l'évaluation de remèdes préventifs ou curatifs.

Pourquoi, en pleine épidémie, les États occidentaux ont-ils dépensé 10 à 100 fois plus d'argent pour les vaccins que pour trouver des solutions *immédiates* ?

Aux États-Unis, les chiffres sont très parlants : 81 % des projets financés par l'État fédéral (NIAID) sur la Covid portaient sur la vaccination.

Seulement 11 % des financements ont été axés sur les *traitements* – et encore, il s'agissait essentiellement de subventions pour un nouveau médicament *hors de prix* inventé par le laboratoire Eli Lilly.

Au total, à l'automne 2020, il a été calculé que près de 40 milliards d'euros avaient été mobilisés pour la création de vaccins anti-Covid, une somme hallucinante[3].

Par contraste, en Europe comme aux États-Unis, il n'y avait quasiment *aucun budget* pour tester des molécules déjà existantes, prêtes à l'emploi.

Étrangement, on n'a pas mobilisé le *centième* de nos financements publics pour évaluer rapidement des solutions prometteuses comme la vitamine D, l'hydroxychloroquine, le zinc, l'ivermectine, la colchicine et d'autres molécules qui trônent *déjà* sur l'étagère de votre pharmacie.

C'est d'autant plus choquant qu'on savait dès le départ qu'il fallait normalement plusieurs années pour fabriquer un vaccin *dans de bonnes conditions*.

---

2. https://www.liberation.fr/direct/element/leurope-prete-a-debourser-24-milliards-deuros-pour-des-contrats-dachats-anticipes-de-vaccins_114860/
3. https://www.devex.com/news/funding-covid-19-vaccines-a-timeline-97950

Même le Dr Anthony Fauci, aux États-Unis, avait expliqué, dès début mars, qu'il faudrait attendre « *au moins un an et demi pour avoir un vaccin utilisable*[4] ».

Donc, il était clair que le vaccin ne serait pas la solution contre la Covid, puisqu'il arriverait non seulement bien après la « *première vague* », mais aussi après une nouvelle saison hivernale.

On savait aussi qu'il faudrait un petit *miracle* pour réussir à fabriquer un vaccin suffisamment sûr et efficace en aussi peu de temps.

Dès le mois de février 2020, le Pr Raoult expliquait pourquoi il ne fallait pas miser trop d'espoir sur un vaccin :

> **Si on regarde la liste des vaccins disponibles sur le site de l'OMS, on voit qu'on ne sait pas inventer de nouveaux vaccins utilisables depuis plus de vingt ans. Le vaccin est une espèce de réponse automatique en cas de crise, mais la probabilité de faire un vaccin acceptable, utilisable et fonctionnel est extrêmement faible. Je ne connais pas de maladie émergente pour laquelle on ait trouvé un vaccin, ce n'est pas arrivé pour l'instant.**

Aucun vaccin « utilisable » n'avait donc été inventé pour les maladies émergentes, jusqu'en 2020. Alors, pourquoi en avoir fait la priorité des priorités contre la Covid-19, avec ce niveau d'incertitude ?

La mise au point rapide d'un vaccin était d'autant moins certaine que les chercheurs s'étaient cassé les dents sur de nombreuses maladies courantes, causées par des virus anciens.

C'est le cas par exemple du *virus respiratoire syncytial*, l'un des principaux virus de l'hiver. Aux États-Unis, ce virus cause environ 17 000 morts chaque année[5], essentiellement des personnes âgées[6], mais aussi *300 nourrissons*. Dans le monde entier, ce virus tue entre 60 000 et 200 000 enfants, chaque

---

4. https://www.cidrap.umn.edu/news-perspective/2020/03/fauci-vaccine-least-year-away-covid-19-death-toll-rises-9-seattle
5. https://www.em-consulte.com/rmr/article/144160
6. https://www.ncbi.nlm.nih.gov/pubmed/12517228

année[7]. C'est considérable, et cela fait donc *des dizaines d'années* que les chercheurs du monde entier s'activent pour trouver un vaccin[8]. Résultat ? *Aucun succès probant*, malgré de nombreux vaccins expérimentaux.

Et même lorsque des scientifiques parviennent à mettre sur le marché un vaccin, son efficacité n'est pas toujours convaincante. L'exemple le plus connu est le vaccin contre la grippe, dont l'efficacité est notoirement faible, malgré cinquante ans de recherche médicale.

Sur les adultes en bonne santé, rappelons que le vaccin contre la grippe a un « *impact modeste* », selon la très respectée Fondation Cochrane, qui a réalisé une revue d'études scientifiques complète en 2014[9].

Et sur les personnes les plus vulnérables, il est admis que le vaccin contre la grippe est très peu efficace. C'est la conclusion d'une autre revue d'études scientifiques, cette fois réalisée sur les plus de 65 ans[10] : « *Les données disponibles ne donnent aucune indication claire pour la santé publique en ce qui concerne la sécurité, l'efficacité ou l'efficience des vaccins contre la grippe pour les personnes âgées de 65 ans ou plus.* »

C'est tout à fait logique, et cela vaut pour *tous les vaccins*, car les personnes âgées et fragiles ont souvent un système immunitaire *affaibli*, et beaucoup d'entre elles ne *développent pas ou peu d'anticorps* au moment du vaccin[11].

Cela veut dire que ceux qui gagneraient le plus à être protégés par un vaccin sont aussi ceux pour lesquels la vaccination fonctionne le *moins bien* !

---

7. https://www.thelancet.com/journals/lancet/article/PIIS0140-6736(10)60206-1/fulltext
8. https://www.jle.com/fr/revues/vir/e-docs/mise_au_point_dun_vaccin_antivirus_respiratoire_syncytial_ou_en_eston__262066/breve.phtml
9. https://www.cochrane.org/fr/CD001269/ARI_les-vaccins-pour-prevenir-la-grippe-chez-les-adultes-en-bonne-sante
10. https://www.cochrane.org/fr/CD004876/ARI_les-vaccins-pour-la-prevention-de-la-grippe-saisonniere-et-de-ses-complications-chez-les-personnes
11. https://www.ncbi.nlm.nih.gov/pubmed/19240757

Cela concerne donc aussi les vaccins anti-Covid, car l'efficacité de la vaccination, quelle que soit la technique employée, dépend *toujours* de la réaction du système immunitaire.

Or, on le sait depuis des décennies : même le meilleur vaccin n'a généralement *aucune efficacité* sur les personnes de plus de 80 ans, qui n'ont pas un système immunitaire très vigoureux.

Et le problème est exactement le même pour les personnes obèses ou en surpoids : c'est parce que leur système immunitaire est défaillant qu'elles sont très vulnérables à la Covid-19, mais c'est précisément pour cette raison que le vaccin risque de ne pas les protéger.

Dans le meilleur des cas, donc, même avec un vaccin anti-Covid-19 incroyablement efficace, on savait dès le départ qu'il serait *incapable* de protéger réellement les personnes les plus à risque de mourir de la Covid-19.

Dans le meilleur des scénarios, on pouvait espérer qu'un vaccin anti-Covid-19 efficace permettrait de protéger les personnes en bonne santé, dans le but de créer une « immunité collective », une sorte de barrière protectrice qui évite la contamination des plus vulnérables.

Le problème est que ce concept de vaccination « altruiste » n'a jamais fait ses preuves contre le virus de la grippe. C'est la raison pour laquelle les trois quarts des médecins et personnels soignants refusent de se vacciner contre la grippe chaque hiver[12], alors qu'ils sont au contact des malades.

Certes, on pouvait toujours compter sur un miracle technologique, avec l'invention rapide d'un vaccin anti-Covid beaucoup plus efficace que celui contre la grippe. Mais cela relevait tout de même d'un véritable pari.

Il était clairement déraisonnable de tout miser sur ce pari incertain, et de délaisser la piste très prometteuse des vieux médicaments et substances naturelles efficaces pour prévenir et traiter.

---

12. https://www.huffingtonpost.fr/2017/01/17/pourquoi-seuls-25-a-30-des-medecins-infirmiers-et-aide-soignan_a_21655995/

## Les essais cliniques ne nous disent pas grand-chose de l'efficacité du vaccin

Cela dit, à l'automne 2020, on a pu penser que le miracle avait bien eu lieu.

Les résultats publiés par Pfizer et Moderna ont créé une grande excitation, avec l'annonce d'une efficacité à plus de 90 %.

Et il est possible en effet que ces nouveaux vaccins soient une révolution médicale hors du commun – la découverte médicale du siècle.

Mais à ce jour, on n'en a absolument pas la preuve. Les résultats des études préliminaires étaient très fragiles.

D'abord, parce que les personnes testées avaient un système immunitaire *en bon état* – ce ne sont donc pas les personnes les plus vulnérables, lesquelles réagiront probablement peu au vaccin.

Ensuite, parce que les chiffres publiés ne nous disaient rien de la capacité des vaccins à *éviter des morts*.

C'est ce qu'a expliqué le Dr Peter Doshi, éditeur associé au *BMJ*[13] : « *Les hospitalisations et les morts pour Covid-19 sont trop rares chez les patients testés dans ces essais cliniques pour qu'on puisse montrer une différence significative, sur 30 000 personnes*[14]. »

De fait, le laboratoire Moderna a annoncé qu'il y avait eu un seul mort dans le groupe placebo, contre zéro mort dans le groupe vacciné.

On n'a donc aucune certitude sur la capacité du vaccin à éviter des morts (même si les chiffres de Moderna sont prometteurs, avec 30 cas sévères dans le groupe placebo, contre zéro dans le groupe vacciné).

Mais le plus gros problème de ces essais cliniques, c'est qu'ils ne nous disent pas si le vaccin peut interrompre la *circulation* du virus !

« *Même chose*, a expliqué le Dr Doschi, *pour la capacité du vaccin à éviter la transmission du virus : ces essais ne sont pas*

---

13. *British Medical Journal.*

14. https://www.bmj.com/content/371/bmj.m4037.full.print

*conçus pour le savoir.* [...] *Ces essais n'ont pas été conçus pour dire si le vaccin peut interrompre la transmission du virus.* »

C'est un point capital, et très problématique pour ces vaccins.

Car il est très probable que ces vaccins n'empêchent pas l'infection, mais se contentent d'en réduire les symptômes.

Dans ce cas, cela pose un réel problème pour la fameuse idée de « vaccination altruiste » pour protéger les plus vulnérables, ceux qui ne réagissent pas à la vaccination.

Car il est possible que les personnes vaccinées en bonne santé continueront à *transmettre le virus*, y compris aux personnes les plus à risque.

C'est parfaitement expliqué dans un article publié sur le site Vidal.fr, la « Bible des médecins » :

> **Il est possible que les vaccins actuellement en étude de phase III aient un effet protecteur contre les formes sévères, en stimulant la production d'IgG, mais qu'ils n'aient aucun effet sur la contagiosité de personnes vaccinées qui se contamineraient (et développeraient une forme rhinopharyngée légère, voire asymptomatique).**

C'est ce qu'a clairement confirmé une spécialiste mondiale de la vaccination, Claire-Anne Siegrist, chef du centre de vaccinologie des Hôpitaux universitaires de Genève : « *Contrairement à d'autres vaccins, on ne pourra pas compter sur le fait que les autres seront vaccinés pour être soi-même protégé. Cela signifie aussi que, même vacciné, on devra continuer à porter le masque, en tout cas dans un premier temps, jusqu'à ce qu'on dispose d'informations plus détaillées sur la manière dont ces vaccins agissent sur la transmission du virus*[15]. »

On a donc mis sur le marché des vaccins qui *n'ont pas vraiment fait la preuve de leur efficacité* pour stopper l'épidémie !

Pire : on ne savait même pas si les personnes vaccinées seraient protégées plus de trois mois.

---

15. https://www.letemps.ch/sciences/claireanne-siegrist-vaccinologue-normal-gens-se-posent-questions-vaccins

Il y avait même de bonnes raisons de craindre que le vaccin, même efficace à court terme, puisse devenir *sans effet* après quelques semaines.

Car il y a de nombreuses preuves que les anticorps contre la Covid-19 disparaissent au bout de quelques mois chez une partie des malades, surtout ceux qui ont eu une infection légère.

Pour compléter ce tableau sur les incertitudes, il faut prendre en compte la capacité de production et de distribution à grande échelle du vaccin.

Même avec un vaccin extrêmement efficace, son effet pour freiner l'épidémie peut être considérablement affaibli par l'impossibilité de vacciner un grand nombre de gens en un temps réduit[16].

Bref, l'incertitude était totale sur la capacité du vaccin à enrayer l'épidémie rapidement.

Et c'est encore plus vrai lorsqu'on prend en compte le risque de *mutation* du virus.

## Quand le virus mute, les vaccins peuvent devenir totalement inefficaces

Les laboratoires ne s'en sont pas vantés, mais ils savaient parfaitement qu'un vaccin efficace à 90 % en septembre pouvait devenir inopérant six mois plus tard, au moment de sa distribution à grande échelle.

Il suffit qu'entre-temps le virus connaisse une mutation significative. Or, on savait que ce risque était très élevé avec les nouveaux vaccins ADN et ARN, parce qu'ils se focalisent sur une partie très spécifique du virus Sars-CoV-2.

En effet, les nouveaux vaccins se contentent d'entraîner notre système immunitaire à réagir à une *seule protéine* du coronavirus, la protéine S.

Il suffit donc que cette protéine S subisse une mutation sérieuse pour qu'un vaccin initialement efficace ne le soit plus.

---

16. https://www.healthaffairs.org/doi/10.1377/hlthaff.2020.02054

Et c'est effectivement ce qui s'est passé, avec l'apparition des variants.

Début 2021, les autorités israéliennes ont reconnu ouvertement que les variants risquaient de mettre en échec leur programme de vaccination.

Le ministre de la santé israélien a reconnu que les vaccins n'avaient pas fait la preuve de leur efficacité contre les variants qui circulaient activement dans le pays.

Le premier ministre Benjamin Netanyahu l'a dit encore plus brutalement, devant le Forum économique mondial:

« *Nous sommes dans une course aux armements, une course entre la vaccination et les mutations. Les gouvernements du monde entier devraient demander aux laboratoires qui fabriquent les vaccins de les adapter aux nouveaux variants*[17]. »

Sa solution est de revacciner régulièrement la population, avec de nouveaux vaccins adaptés aux variants.

En France aussi, cette « solution » contre l'inefficacité à venir des vaccins a été clairement évoquée. Écoutez bien le généticien Axel Kahn, grand défenseur du gouvernement, pro-vaccin sans nuance et pro-confinement:

> **Il est assez probable que lorsque les personnes seront vaccinées, cela créera une pression de sélection et que des virus qui résistent aux anticorps produits seront favorisés et *qu'on soit obligé de revacciner régulièrement tous les ans* ou tous les deux ans comme on le fait pour la grippe[18].**

Le laboratoire Moderna a d'ailleurs annoncé qu'il était en train de créer une troisième dose de vaccin, afin de protéger aussi contre le fameux variant venu d'Afrique du Sud.

Mais *c'est une fuite en avant*, car les variants vont continuer à se multiplier... surtout avec la vaccination généralisée, dont on sait qu'elle accélère les mutations.

---

17. https://www.reuters.com/article/health-coronavirus-israel-int-idUSKBN29W1XO
18. https://fr.sputniknews.com/sante/202012221044970445-quel-avenir-pour-la-vaccination-face-a-de-nouvelles-souches-de-coronavirus---video/

En effet, les microbes ont tendance à *s'adapter et à muter* face aux traitements et aux vaccins.

On l'a bien vu avec les antibiotiques : à force de les utiliser à tort et à travers, des bactéries hyper-dangereuses se sont développées – c'est *l'antibiorésistance*, et c'est l'une des catastrophes sanitaires que l'Organisation mondiale de la santé redoute le plus.

La vaccination généralisée cause souvent le même genre de problème de *résistance*.

Par exemple, le *Prevenar*, un vaccin contre les pneumocoques, visait au départ sept « sérotypes » de ces bactéries : c'est pourquoi le vaccin s'appelait le *Prevenar 7*. Après vaccination massive, ces sept sérotypes ont rapidement disparu, preuve de l'efficacité du vaccin, mais ils ont laissé le champ libre à d'autres sérotypes, et c'est pourquoi nous avons aujourd'hui le *Prevenar 13*, qui en vise treize. Mais il y a près de 100 sérotypes au total, et on observe déjà l'essor d'autres sérotypes non couverts par le vaccin (comme les invasifs 11, 15 et 35)[19] !

C'est aussi ce qu'on est en train d'observer pour la coqueluche. La vaccination contre la bactérie bien connue, « *B. pertussis* », a laissé la voie libre à une autre souche bactérienne, « *B. parapertussis* », qui provoque aussi la coqueluche[20].

Et c'est ce qui se passe désormais pour la rougeole. La *souche A*, visée par le vaccin, a totalement disparu depuis 2008. Mais d'autres souches se sont propagées depuis quarante ans, comme la souche B3[21], qui pourrait être plus transmissible et plus pathogène que celle que l'on connaissait.

Il n'était pas difficile d'imaginer que de telles pressions sélectives pourraient facilement s'exercer en cas de vaccination générale contre le Sars-CoV-2, rendant les nouveaux vaccins rapidement inefficaces.

Au début de l'année 2021, ce risque est devenu encore plus évident quand on a compris, avec les variants britannique et

---

19. http://invs.santepubliquefrance.fr/content/download/82448/301302/version/1/file/4_EVaron_Pneumocoques_SeminaireCNR_28nov2013.pdf
20. https://royalsocietypublishing.org/doi/abs/10.1098/rspb.2010.0010
21. https://www.ncbi.nlm.nih.gov/pubmed/30303095

sud-africain, que le coronavirus est capable de muter très rapidement.

Les médias ont enfin commencé à comprendre que la vaccination massive risquait de pousser le virus à muter et à échapper à l'immunité créée par les vaccins.

« *Covid-19: Israël redoute un nouveau variant résistant aux vaccins* », titrait *L'Obs* fin janvier 2021.

Le risque est au plus haut quand on vaccine massivement, en pleine épidémie, comme l'a fait Israël.

« *Israël joue avec le feu avec la stratégie vaccinale qu'ils mènent actuellement* », a même déclaré Eric Billy, chercheur en immuno-oncologie. Normalement, il faut « *faire une campagne de vaccination massive quand le virus circule très faiblement*[22] ».

Vacciner en pleine épidémie était d'autant plus risqué que le vaccin est donné en deux doses, ce qui accroît encore le risque de mutation.

Comme la première dose est faiblement immunisante, cela donne tout le loisir au virus de muter entre la première et la deuxième dose.

Or, il n'y a rien de plus propice, pour provoquer des mutations, qu'une première dose de vaccin à moitié efficace et des anticorps insuffisamment neutralisants.

C'est ce qu'a expliqué l'Académie de Médecine, qui *pour cette raison* s'est prononcée fermement contre le fait d'allonger en France le délai entre les deux doses de vaccin :

> **Au plan collectif, l'obtention d'une couverture vaccinale élargie, mais fragilisée par un faible niveau d'immunité, constituera un terrain favorable pour sélectionner l'émergence d'un ou de plusieurs variants échappant à l'immunité induite par la vaccination[23].**

---

22. https://fr.news.yahoo.com/coronavirus-pourquoi-le-confinement-estil-un-allie-vaccination-de-masse-170241727.html
23. https://www.academie-medecine.fr/communique-de-lacademie-elargir-le-delai-entre-les-deux-injections-de-vaccin-contre-la-covid-19-quels-risques-pour-quels-avantages/

Au total, toutes les conditions étaient réunies pour que le vaccin risque de devenir inefficace rapidement. Pourquoi, dès lors, en avoir fait l'alpha et l'omega de la réponse sanitaire ?

## Et si le vaccin arrive après la bataille ?

À toutes ces incertitudes, il faut en ajouter une autre : celle que le vaccin arrive *trop tard*, quand les principaux pics d'une épidémie sont passés.

Et cela pourrait être le cas, en France et en Europe : après les deux phases épidémiques du printemps et de l'automne, il semble bien qu'une large partie de la population soit désormais protégée contre les formes graves du virus.

La meilleure preuve de ce phénomène est ce qui s'est passé à l'automne en *Île-de-France* et dans *le Grand Est*, les deux régions les plus touchées en mars-avril.

Quand on regarde la courbe du nombre d'hospitalisations, on voit que la vague épidémique a été *trois fois moins haute* à l'automne qu'au printemps.

C'est le signe clair que ces deux régions largement touchées au printemps étaient désormais relativement protégées contre les formes graves de la Covid-19.

Ces signes d'un début d'immunité collective n'ont pas échappé au *Canard enchaîné*, qui a publié en novembre un article sur ce phénomène :

> **En octobre, avant même le couvre-feu et le reconfinement, les experts avaient constaté que le nombre d'infections et d'hospitalisations augmentait moins vite en Île-de-France que presque partout ailleurs sur le territoire.**
> **Le phénomène s'est révélé plus frappant encore dans Paris intra-muros, qui, avec la Seine-Saint-Denis, a été la zone francilienne la plus touchée en mars et en avril.**
> **La baisse atteignait déjà 20 % le 2 novembre, et le phénomène continue depuis dans la ville la plus dense d'Europe, terrain de jeu idéal pour le coronavirus. La diminution, en revanche, apparaît plus faible au sein de la grande couronne moins peuplée et moins atteinte au printemps.**

Grâce à un début d'immunité collective, Paris, pourtant dense et très peuplée, n'a pas été lourdement frappée par la deuxième vague.

La conclusion semble claire : l'impact à attendre d'une troisième épidémie sera logiquement *encore plus faible* que celui, très modéré, qu'on a observé à l'automne en Île-de-France et dans le Grand Est.

L'exemple de la Suède vient confirmer cette analyse. Ce pays qui a eu le courage de ne jamais confiner n'a pas subi plus de morts à l'automne qu'au printemps. Et début 2021, l'épidémie reculait naturellement, vraisemblablement grâce à la force de l'immunité collective.

Voilà pourquoi le vaccin pourrait arriver trop tard : le coronavirus pourrait avoir déjà causé l'essentiel des dégâts. À moins, bien sûr, que le virus subisse une mutation énorme, qui lui permette de réinfecter tous ceux qui ont déjà eu la Covid-19. Mais dans ce cas, les nouveaux vaccins eux aussi seront totalement impuissants.

Au total, il est manifeste que les vaccins ne présentaient aucune garantie d'être une solution efficace pour mettre fin à l'épidémie de Covid-19.

Et cela veut dire qu'on n'aurait pas dû accepter *le moindre risque de* toxicité.

#

# Avec une efficacité aussi incertaine, il faut une sécurité totale

Si la Covid-19 tuait 20 % de la population, tout le monde accepterait un vaccin risqué, même s'il peut causer des accidents graves.

Mais la mortalité de la Covid-19 concerne entre 0,1 et 0,7 % de la population au maximum.

Et en plus, la Covid-19 est tout sauf un *billet de loterie*. On sait très bien qui risque de mourir : les personnes de plus de 70-80 ans *en mauvaise santé*.

Même à 85 ans, on a très peu de risques de mourir du coronavirus si on est en pleine forme.

Quant aux moins de 60 ans, quel que soit leur état de santé, ils ont plus de risque de mourir d'un *accident de la circulation* que de la Covid.

Voilà pourquoi il est impératif de disposer d'un vaccin sûr, sans le moindre risque.

Une fois de plus, c'est le Pr Raoult qui l'a le mieux expliqué, sur Radio Classique, à l'automne 2020[1] :

> **Pour pouvoir utiliser un vaccin, il faut que le bénéfice soit très important par rapport au risque. Or, si on gère les choses de façon raisonnable, il n'y a pas de morts en dessous de 65 ans, sauf personnes avec cancer métastasé. Donc, les gens atteints sont les gens de plus de 80 ou 85 ans, et on sait avec la grippe que ces gens sont très peu réactifs au vaccin, donc cela va être compliqué de faire un vaccin pour eux.**

1. https://www.radioclassique.fr/magazine/articles/coronavirus-hopitaux-de-marseille-sous-tension-didier-raoult-lance-un-appel-aux-medecins-volontaires/

> **Quant à donner le vaccin à des plus jeunes, quand vous êtes dans des taux de mortalité de 0,01 %, il faudrait tester des centaines de milliers de personnes, voire des millions de personnes, pour être sûr que le vaccin est sûr, qu'il ne présente pas plus de dangers que d'avantages pour une maladie qui a un taux de mortalité aussi faible.**

Sauf que tester des centaines de milliers de personnes prend énormément de temps. Et ce n'est pas du tout ce qui a été fait.

Les essais cliniques n'ont porté que sur 40 000 personnes tout au plus, ce qui n'est pas suffisant pour repérer des accidents rares. Impossible, par exemple, de détecter un accident qui toucherait une personne sur 20 000.

Pourtant, si les vaccins causent un accident grave sur 20 000, cela signifie qu'on aura 1 000 victimes en vaccinant 20 millions de personnes.

Le Dr Paul Offit, spécialiste des vaccins reconnu internationalement et inventeur lui-même du vaccin contre le *rotavirus*, avait soulevé ce problème dès le début de l'épidémie :

> **Quand le Dr Fauci a parlé de 12 à 18 mois pour créer un vaccin, j'ai trouvé que c'était d'un optimisme ridicule – et je suis sûr qu'il le pense aussi. Gardez bien en tête que vous donnerez ce vaccin majoritairement à des personnes en bonne santé – pas à des personnes qui risquent de mourir de l'infection. Donc, vous avez intérêt à faire en sorte de le placer à un haut niveau de sécurité[2].**

Même son de cloche du côté de l'Organisation mondiale de la santé. Son directeur exécutif, le Dr Mike Ryan, avait déclaré ceci :

> **Beaucoup de gens se demandent : pourquoi ne pas juste faire le vaccin et le donner aux gens ? Eh bien, le monde a appris beaucoup de choses sur la vaccination de masse, et s'il y a bien une chose plus dangereuse qu'un mauvais virus, c'est un mauvais vaccin. Nous devons être très, très prudents**

2. https://edition.cnn.com/2020/03/31/us/coronavirus-vaccine-timetable-concerns-experts-invs/index.html

**dans le développement d'un produit qu'on va injecter potentiellement à la majorité de la population mondiale[3].**

Et pourtant, personne n'a écouté ces avertissements !

Dès la fin de l'année 2020, des vaccins ont été mis sur le marché, sans avoir été correctement testés.

Ainsi, on n'a surveillé les effets indésirables que sur *quelques semaines*, ce qui est beaucoup trop court. Pour être sûr de la sécurité et de l'efficacité d'un vaccin, « *vous devez suivre la réponse immunitaire pendant au moins douze mois* », avait expliqué sur CNN la Dre Emily Erbelding, de l'Institut national de la santé aux États-Unis[4].

Mais cette étape-là a été négligée. Tout se passe comme si la sécurité de ces vaccins était passée au second plan, sous prétexte de l'urgence sanitaire.

C'est inquiétant, car la dernière fois qu'on s'est précipité pour créer un vaccin, les conséquences ont été très graves pour des dizaines d'enfants et adolescents.

## L'inquiétant précédent du vaccin contre la grippe H1N1

En 2009, lors de l'épidémie de grippe H1N1, on n'avait pas non plus de recul sur les vaccins qui avaient été créés à la hâte.

Pour vous donner une idée de cette précipitation, les vaccins contre la grippe H1N1 n'avaient même pas reçu d'autorisation officielle de mise sur le marché (AMM), en France. Il avait fallu utiliser l'AMM d'un autre vaccin, celui contre la grippe H5N1, pour pouvoir vacciner les Français dans l'urgence.

Il faut dire que la ministre de la Santé Roselyne Bachelot voulait absolument vacciner *tous les Français*, ce qui l'a conduit à acheter 94 millions de doses de vaccin, le tiers des réserves mondiales.

---

3. https://edition.cnn.com/2020/03/31/us/coronavirus-vaccine-timetable-concerns-experts-invs/index.html
4. https://edition.cnn.com/2020/03/31/us/coronavirus-vaccine-timetable-concerns-experts-invs/index.html

Les conséquences ont été tragiques pour une toute petite minorité de Français.

Un des vaccins expérimentaux, le Pandemrix du laboratoire GSK, a été injecté à 4 millions de Français (sur 6 millions de vaccinés au total). Ce vaccin contenait un adjuvant à risque: le AS03, contenant du *squalène*. Résultat: selon le *British Medical Journal*, le Pandemrix a causé, par rapport aux autres vaccins antigrippe, *huit fois plus* d'événements indésirables graves *rapportés spontanément*[5].

En France, on sait qu'il a causé des centaines de cas de narcolepsie, une *maladie grave et incurable*, notamment chez des adolescents qui n'avaient pourtant strictement *rien à craindre* de la grippe[6].

C'est par exemple ce qui est arrivé à un enfant de 10 ans lorsqu'il s'est fait vacciner en 2009 et s'est retrouvé handicapé à vie depuis lors. Plus de dix ans plus tard, en 2020, le tribunal administratif de Rennes a fini par lui accorder une indemnisation de 1,39 million d'euros[7] – une somme énorme, signe de la gravité du préjudice, mais qui ne parviendra certainement jamais à compenser son handicap.

À l'époque, les essais cliniques n'avaient pas repéré cet effet indésirable grave, faute de tester suffisamment de personnes.

On a le même problème avec les vaccins anti-Covid. Avec cette circonstance aggravante que, quand des accidents graves se sont effectivement produits dans les essais cliniques, on a mis la poussière sous le tapis.

---

5. https://www.aimsib.org/2018/10/28/grippe-h1n1-episode-2-vaccin-pandemrix-larticle-du-british-medical-journal-entierement-traduit-pour-vous/
6. https://www.vidal.fr/actualites/13356/vaccin_pandemrix_et_narcolepsie_risque_tres_faible_mais_confirme/
7. https://www.ouest-france.fr/sante/vaccin-handicapant-une-indemnisation-d-un-million-d-euros-6987541

## Malgré des accidents graves, AstraZeneca est autorisé à poursuivre !

Le 9 septembre 2020, le laboratoire AstraZeneca a été contraint de suspendre les essais de son vaccin « *après l'apparition d'une maladie potentiellement inexpliquée chez un volontaire* ».

Il s'agissait d'une femme britannique, qui a été frappée par une *myélite transverse*, une maladie inflammatoire grave du système nerveux central.

Cette maladie peut causer des douleurs, des brûlures, des spasmes, et surtout une paralysie dans les jambes ou les bras.

Si l'on regarde les choses objectivement, il n'y a à peu près aucun doute que cette maladie n'est pas arrivée par hasard, et qu'elle a bien été causée par le vaccin :

- car il s'agit d'une *maladie auto-immune*, donc liée à un dérèglement du système immunitaire (les vaccins, par définition, interfèrent avec le système immunitaire) ;
- car il est admis que cette maladie est *causée par la vaccination* dans au moins 60 % des cas[8] ;
- et c'est une maladie *rarissime* : 1 à 5 cas pour un million de personnes !

Ce ne peut donc pas être *par hasard* que cette maladie ait frappé une femme en bonne santé, quelques jours ou semaines après avoir reçu le vaccin expérimental d'AstraZeneca[9].

Et pourtant, AstraZeneca a annoncé la reprise de ses tests, quelques jours plus tard : « *Les essais cliniques du vaccin d'AstraZeneca contre le coronavirus ont repris au Royaume-Uni après que l'Autorité de réglementation sanitaire des médicaments (MHRA) a confirmé qu'il ne présentait pas de danger* », a annoncé le laboratoire.

C'est d'autant moins compréhensible que ce n'était pas la première fois, mais la *deuxième* fois que l'essai avait été interrompu.

---

8. http://www.oncorea.com/SyllUrgences/Myelite_transverse.html
9. https://www.statnews.com/2020/09/09/astrazeneca-covid19-vaccine-trial-hold-patient-report/

Car en juillet 2020, il y avait déjà eu un cas de *sclérose en plaques* après vaccination[10] ! La sclérose en plaques, comme la myélite transverse, est une maladie auto-immune, démyélinisante et très rare. Il est très peu probable, là aussi, que ce soit un hasard si un cobaye l'a attrapée après vaccination. D'autant plus que cet « accident » avait eu lieu au mois de juillet, au moment où il y avait encore très peu de volontaires testés.

Et pourtant, après une brève interruption, le comité « indépendant » a conclu que cette sclérose en plaques n'était *pas causée* par le vaccin. Et ce qui est très choquant, c'est qu'on n'en a rien su sur le moment, car le laboratoire avait réussi à garder secret cet « incident ».

Donc, le vaccin d'AstraZeneca a vraisemblablement causé deux maladies graves (sclérose en plaques et myélite transverse) sur quelques milliers de patients seulement.

C'est d'autant plus inquiétant qu'un autre laboratoire, Johnson & Johnson, qui utilise la même technologie qu'AstraZeneca, a dû lui aussi interrompre l'essai clinique sur son vaccin, car un des participants a subi une « *maladie inexpliquée* »[11].

Et pourtant, je rappelle qu'avant même ces essais cliniques, Astrazeneca avait réussi à vendre :

- 300 millions de doses à l'Union européenne, qui a même avancé la somme de 336 millions d'euros, rubis sur l'ongle[12] ;
- 300 millions de doses également aux États-Unis, pour 1,2 milliard de dollars au total[13] ;
- et des millions de doses à d'autres pays encore, comme l'Australie ou la Grande-Bretagne.

---

10. https://eu.usatoday.com/story/news/health/2020/09/09/covid-vaccine-astrazeneca-trial-hold-what-does-mean/5757590002/
11. https://www.ladepeche.fr/2020/10/13/coronavirus-lessai-du-vaccin-de-johnson-johnson-interrompu-en-raison-dun-participant-malade-9135568.php
12. https://www.reuters.com/article/us-health-coronavirus-eu-vaccine-price/eu-pays-336-million-euros-to-secure-astrazenecas-potential-covid-19-vaccine-idUSKBN25N25X
13. https://www.reuters.com/article/us-health-coronavirus-astrazeneca-idUSKBN22X0J9

Ces enjeux financiers énormes ne présagent rien de bon. Difficile, pour l'Union européenne, de reconnaître qu'elle s'est trompée, et que le vaccin d'AstraZeneca ne doit pas être autorisé.

C'est d'autant plus inquiétant qu'il n'est pas certain qu'on cherchera sérieusement à surveiller les effets indésirables, après coup. Pour une raison simple : l'Union européenne se serait engagée à ce que les États *indemnisent* eux-mêmes les victimes, à la place des laboratoires pharmaceutiques, donc avec de l'argent public. « *Il est dans notre intérêt d'avoir des vaccins le plus rapidement possible et c'est pourquoi nous avons inclus dans ces contrats la possibilité d'indemniser les fabricants* », avait déclaré la porte-parole de la Commission européenne Vivian Loonela[14].

Cela veut dire que les laboratoires auraient tout intérêt à mettre ces vaccins sur le marché, quels qu'en soient les effets indésirables. Quant aux États, qui ont pris la responsabilité d'autoriser ces vaccins, ils seront naturellement peu incités à en détecter et à reconnaître les effets indésirables.

Tout cela n'est en aucun cas de l'idéologie « anti-vaccin ». Pour reprendre la phrase du professeur Raoult, « *je dénie à quiconque le droit de me traiter de pro-vaccin ou d'anti-vaccin* ».

Cette catégorisation du monde entre pro- et anti-vaccins est absurde, aussi absurde que de dire de quelqu'un qu'il est « pro-médicament » ou « anti-médicament » : tout dépend des médicaments, de la maladie et de l'état du malade.

Il y a des vaccins utiles, contre certaines maladies, dans certains cas et pour certains patients.

Mais contre la Covid-19, il y a de réelles raisons d'être inquiet.

C'est le cas de nombreux experts peu suspects d'être hostiles à la vaccination, comme le Pr Éric Caumes, chef du service des maladies infectieuses et tropicales à l'hôpital Pitié-Salpêtrière. Fin novembre, lorsqu'on annonce des vaccins pour Noël, il regrette qu'on aille « *beaucoup trop vite* » : « *Si jamais il y a un pépin, on va nous reprocher d'être allé trop vite et ça va*

---

14. https://fr.euronews.com/2020/09/03/vaccins-contre-le-covid-19-l-ue-pourra-indemniser-les-fabricants

*condamner complètement la vaccination pour des décennies pour des maladies qui sont mortelles. Je trouve qu'il y a un excès de précipitation*[15]. »

Car le risque du vaccin n'est pas seulement de provoquer des maladies auto-immunes rares, comme la myélite transverse ou la sclérose en plaques.

Le risque vient aussi du fait que ces nouveaux vaccins contre la Covid-19 utilisent des technologies totalement nouvelles.

## Les vaccins ADN et ARN : une EXPÉRIMENTATION sur l'être humain

Aussi incroyable que cela puisse paraître, les vaccins qu'on nous a proposés en urgence n'ont jamais été utilisés de façon courante, et nous n'avons strictement aucun recul sur leurs effets indésirables.

Ce ne sont ni les vaccins « *inactivés* » ni les vaccins « *atténués* » que nous connaissons de longue date.

Pour rappel, les vaccins *atténués* consistent à injecter des virus vivants, mais dont la dangerosité a été « atténuée », comme son nom l'indique.

C'est le cas des vaccins contre la rougeole, les oreillons, la rubéole, la varicelle, la tuberculose (BCG) ou les rotavirus.

Une des façons d'atténuer un virus est de le cultiver sur des cellules d'une autre espèce, pour le rendre incapable de se multiplier chez l'homme.

L'avantage de cette technique est que les vaccins ressemblent fortement à une infection « normale », ce qui permet de produire une réponse immunitaire naturelle plus forte.

Mais c'est aussi leur inconvénient : comme la vaccination est proche d'une infection normale, cela peut aussi causer la maladie qu'on cherche à prévenir chez les personnes vulnérables, en

---

15. https://www.ladepeche.fr/2020/11/26/coronavirus-on-na-pas-assez-de-donnees-sur-la-securite-des-vaccins-alertent-des-scientifiques-9222509.php

particulier ceux qui n'ont plus de système immunitaire actif (les personnes immunodéprimées).

C'est une différence avec l'autre grande classe de vaccins que l'on connaît bien, les vaccins *inactivés*, dont le plus connu est le vaccin contre la grippe.

Dans ces vaccins, le virus n'est pas atténué mais « inactivé », c'est-à-dire qu'on l'a *tué*, par de la chaleur ou encore du formaldéhyde, une substance très toxique (et cancérigène pour l'homme).

La limite de ces vaccins inactivés est qu'ils provoquent une réponse immunitaire *plus faible*, ce qui nécessite généralement plusieurs doses et des rappels réguliers.

Quoi qu'il en soit, atténués ou inactivés, ces vaccins traditionnels étaient peu adéquats contre la Covid-19 pour une raison pratique : il faut beaucoup de temps pour les produire.

Car ils contiennent de vrais virus, qu'il faut donc cultiver en laboratoire, ce qui prend de longs mois.

Voilà pourquoi les principaux vaccins occidentaux annoncés contre la Covid-19 utilisent *des technologies totalement nouvelles*.

Il s'agit des vaccins de Pfizer, Moderna et AstraZeneca, qui ont le vent en poupe.

Leur énorme avantage, pour l'industrie pharmaceutique, est qu'ils sont peu coûteux et rapides à produire.

Ces vaccins consistent à injecter un « message » qui va demander à nos cellules de fabriquer elles-mêmes une partie du virus... et c'est cette partie du virus créée par notre propre organisme qui doit produire une réponse de notre système immunitaire.

Cela peut paraître de la science-fiction, mais c'est bien réel : les vaccins à ADN et ARN consistent à injecter un « code » génétique dans nos cellules, et ce code leur donne l'instruction de fabriquer par *elles-mêmes* une petite partie du coronavirus Sars-CoV-2.

Pour que ce soit efficace, il faut que ce code génétique parvienne jusqu'à la cellule.

C'est déjà un énorme pari, car on n'a jamais fait cela à grande échelle.

C'est pour cette raison que l'université d'Oxford (vaccin AstraZeneca) et les Russes (Spoutnik V) ont décidé d'utiliser un « *vecteur* », pour être sûrs que le message génétique atteigne bien la cellule.

Quel est ce vecteur ? C'est un autre virus (adénovirus), théoriquement inoffensif, mais ayant l'avantage de savoir entrer facilement dans nos cellules.

Comme toujours avec les vaccins, le problème est de trouver un équilibre entre l'efficacité et les risques pour la santé.

Les Russes prennent plus de risques avec deux vecteurs viraux, car ils veulent mettre toutes les chances de leur côté pour que le message génétique arrive bien dans la cellule, et que le vaccin soit efficace. Les Anglais se contentent d'un seul vecteur viral, à base de virus de chimpanzé.

C'est peut-être cela qui explique la différence d'efficacité entre le vaccin russe, annoncé à plus de 90 %, et le vaccin AstraZeneca, annoncé à 70 % seulement.

Mais dans tous les cas, ces vaccins à base de vecteur viral doivent inspirer la plus grande méfiance, vu les maladies immunitaires qu'ils ont causées dans l'essai AstraZeneca.

N'oublions pas que ces vaccins ADN sont des organismes génétiquement modifiés (OGM), qui n'ont été autorisés qu'au prix d'une réglementation d'exception.

En effet, à l'été 2020, la Commission européenne a décidé d'assouplir ses règles sur les OGM, afin de permettre à ces vaccins d'être mis *encore plus vite* sur le marché[16] : « *La Commission européenne propose d'assouplir temporairement les règles strictes de l'UE sur les OGM, afin d'accélérer la recherche d'un vaccin et de traitements contre la Covid-19. Les vaccins potentiels développés actuellement par des sociétés pharmaceutiques telles qu'AstraZeneca et Johnson & Johnson contiennent des OGM ou en sont constitués*[17]. »

---

16. https://ec.europa.eu/info/sites/info/files/communication-eu-strategy-vaccines-covid19_fr.pdf

17. https://www.euractiv.fr/section/sante-modes-de-vie/news/eu-goes-easy-on-gmos-in-race-for-covid-19-vaccine

Pourtant, manipuler l'ADN n'est pas sans risque pour l'être humain. Dans certains cas, cela peut causer des effets collatéraux sur nos gènes. « *Quand vous éditez un gène, parfois cela fonctionne bien, parfois cela n'a aucun effet et parfois, cela cause des dégâts* », a expliqué Hank Greely, bioéthicien à l'université de Standford[18].

De fait, le fragment ADN injecté dans nos cellules pourrait modifier l'expression de certains de nos gènes – c'est-à-dire les activer ou les inactiver.

Il y a vingt ans déjà, un rapport du Sénat pointait le risque cancérigène de ce genre de manipulations : « *On ne peut écarter l'hypothèse que le plasmide (l'ADN OGM inoculé par le vaccin) active un oncogène, gène déclencheur de cancer ou, à l'inverse, inhibe l'action d'un gène suppresseur du cancer*[19]. »

Qu'en est-il pour les vaccins ADN d'AstraZeneca et de Johnson & Johnson ? On ne sait pas.

Et puis, il y a les vaccins ARN de Moderna et de Pfizer.

Ces vaccins sont encore plus innovants que les vaccins ADN à base de vecteur viral, lesquels avaient au moins un précédent avec un vaccin contre Ebola (non déployé).

Moderna et Pfizer, eux, ont réussi à se passer d'un vecteur à base de virus naturel, avec une technologie totalement nouvelle.

À la place du vecteur viral, ils ont fabriqué de toutes pièces une « enveloppe artificielle » constituée de *nanoparticules*, comme moyen de transport pour que le message génétique parvienne à la cellule.

Ce pari a été « gagné », puisque ce vaccin a bien réussi à créer une réponse immunitaire, donc à atteindre les cellules.

Avec quelle efficacité contre la maladie, et pour combien de temps ? C'est une grosse inconnue. Mais surtout, avec quelles *conséquences* pour l'être humain ?

---

18. https://sante.lefigaro.fr/article/therapie-genique-premiere-modification-de-l-adn-chez-l-homme-par-injection-de-virus
19. https://www.senat.fr/rap/o99-020/o99-0206.html

C'est l'énorme problème que nous avons devant nous. Car ces vaccins à message ARN sont une révolution, dont on ne peut pas anticiper l'ensemble des conséquences.

Qui peut croire que cela ne peut poser aucun risque ?

L'histoire de la science est pavée d'inventions vantées comme « sans danger », et dont on connaît les risques beaucoup plus tard – le bisphénol, les pesticides, les ondes téléphoniques, etc.

Avec ces vaccins ARN, il y a un vrai risque de jouer aux apprenti-sorciers.

Ce serait acceptable face à une maladie dévastatrice, contre laquelle on ne disposerait d'aucun remède préventif ni curatif efficace – mais ce n'est pas le cas.

Ce serait acceptable, aussi, si on les testait de façon prudente, à petite échelle, avec d'infinies précautions et en prenant le temps nécessaire pour surveiller leurs effets dans le temps.

Mais c'est l'inverse qui a été fait : l'objectif est de vacciner la planète entière dès que possible !

Cet empressement est d'autant plus inquiétant que ces vaccins génétiques comportent de véritables risques, à la fois au plan individuel et au plan collectif.

## Le risque collectif dont on ne parle pas assez : la recombinaison virale

Un risque collectif lié à ces technologies révolutionnaires à base d'ADN ou d'ARN est celui de recombinaison virale.

Car les virus ont une capacité assez unique à se « recombiner » entre eux, de façon naturelle.

Un des virus les plus connus au monde s'est d'ailleurs créé de cette manière. Il s'agit du virus de la grippe H1N1 de 2009, constitué de trois souches différentes de la grippe : une souche porcine, une souche humaine et une souche aviaire.

Les recombinaisons sont peu fréquentes, car elles supposent qu'un organisme soit infecté par plusieurs virus en même temps, ce qui se produit rarement.

Mais quand deux virus différents parviennent à se trouver dans la même cellule, ils risquent de se transmettre certaines de leurs propriétés infectieuses.

Le scénario catastrophe est la rencontre d'un virus très infectieux, mais peu dangereux, avec un virus peu transmissible, mais qui fait beaucoup de dégâts : le risque est alors de produire un virus très transmissible et très virulent !

On comprend le problème des nouveaux vaccins ARN ou ADN : en insérant dans nos cellules le code génétique d'une partie du coronavirus, on prend le risque que ce fragment puisse se recombiner avec *d'autres virus* présents dans nos cellules au moment de la vaccination.

Là encore, la probabilité est faible, mais les conséquences pourraient être catastrophiques en cas de « super-virus » dangereux.

## Le problème de la vaccination généralisée, dans la pratique

Ensuite, ces vaccins posent des risques individuels, liés aux réalités *pratiques* de la vaccination. Car dans la « vraie vie », les choses ne se passent pas comme dans les essais cliniques.

Prenez la fabrication, d'abord. Créer des centaines de millions de doses de vaccin en quelques mois est un défi logistique immense. Quand on sait à quel point l'ARN est fragile, on peut imaginer que tout ne se passe pas comme prévu.

Et en effet, grâce à un pirate informatique, le journal *Le Monde* a révélé que l'Agence européenne du médicament était très inquiète des conditions de fabrication du vaccin de Pfizer[20] :

---

20. https://www.lemonde.fr/planete/article/2021/01/16/vaccins-ce-que-disent-les-documents-voles-a-l-agence-europeenne-des-medicaments_6066502_3244.html

> **Certains sites de fabrication n'avaient pas encore été inspectés ; il manquait encore des données sur les lots de vaccins commerciaux ; mais, surtout, les données disponibles révélaient des différences qualitatives entre les lots commerciaux et ceux qui avaient servi durant les essais cliniques. C'est sur ce dernier point que les évaluateurs semblent alors le plus préoccupés.**

Si l'Agence européenne était « préoccupée », c'est parce que le vaccin testé n'était pas *exactement le même vaccin* que celui qui a été mis sur le marché :

> **En effet, pour passer d'un stade clinique à un stade commercial, les fabricants ont dû changer leurs processus de fabrication, ils ont aussi investi dans de nouvelles lignes de production et de nouvelles usines. Autant de modifications qui expliqueraient des différences dans la composition exacte des vaccins, en particulier une diminution du degré d'intégrité de l'ARN. […]**
> **La question se pose de savoir si ce taux d'ARN plus faible pourrait non seulement impacter l'efficacité de la vaccination mais aussi sa sécurité, car qui dit moins d'ARN intègre, dit plus d'impuretés, notamment d'ARN tronqués.**

Finalement, l'Agence européenne semble avoir été « *rassurée* » par les arguments de Pfizer sur la fabrication de ces vaccins, avec des niveaux d'ARN jugés « *acceptables* ».

Mais ces niveaux « *acceptables* » n'étaient tout de même pas ceux utilisés dans les essais cliniques, ce qui peut créer un risque de moindre efficacité ou de dangerosité accrue.

Et surtout, c'est sous une énorme pression que l'Agence européenne a fini par laisser passer ce problème.

Un échange d'emails entre scientifiques de l'Agence, révélé au grand jour, montre parfaitement à quel point il aurait été difficile de ne pas approuver ces vaccins :

> **Quoi que nous fassions, accélérer le processus pour s'aligner [sur les autres agences] ou prendre le temps nécessaire pour avoir une garantie robuste […], l'Agence du médicament européenne devra faire face aux questions et aux critiques de diverses parties (Commission européenne, États membres, Parlement européen, médias, grand public.)**

Bref, c'était dans l'urgence et sous pression que les autorités ont approuvé ces nouveaux vaccins expérimentaux.

C'est pourquoi on ne peut pas écarter un risque sanitaire sérieux, lié à la fabrication.

L'histoire des vaccins est d'ailleurs traversée d'accidents industriels, où des dégâts pour la santé sont causés par des problèmes « logistiques ».

En 1955, 40 000 enfants américains ont été vaccinés avec des souches de polio qui n'avaient pas été correctement inactivées, ce qui a causé plus de 100 paralysés et 10 morts[21].

Ces accidents n'appartiennent pas qu'au passé lointain. En 2018, 250 000 doses de vaccins DTP *défectueux* ont été injectées à des enfants chinois, ce qui a causé plusieurs morts[22].

Tout récemment, à l'automne 2020, un banal vaccin contre la grippe fabriqué par le laboratoire Sanofi a été soupçonné d'avoir causé des dizaines de morts en Corée du Sud[23].

Après la fabrication, c'est le *geste* de la vaccination lui-même qui peut connaître des imprévus.

On l'a vu avec AstraZeneca : même avec les millions dépensés par ce laboratoire et les précautions que l'on peut imaginer pour tester leur nouveau vaccin anti-Covid, les scientifiques ont réussi « l'exploit » de se tromper dans la dose injectée ! À une partie des volontaires, ils ont injecté la moitié de la dose plutôt que la totalité.

En Allemagne, au moment du déploiement de la vaccination, des employés d'une maison de retraite ont reçu *d'un seul coup*

---

21. https://www.encyclopedie-environnement.org/sante/vaccins-protection-eprouvee-contre-pathogenes-environnement/

22. https://edition.cnn.com/2018/07/23/asia/faulty-vaccine-china-intl/index.html

23. L'alarme avait été suffisamment forte pour qu'un État voisin, Singapour, décide de suspendre temporairement l'injection de ce vaccin à sa population. Les autorités coréennes se sont ensuite empressées de conclure que ces morts n'avaient rien de suspect, mais on ne peut jamais en être certain. https://www.scmp.com/news/asia/southeast-asia/article/3108041/singapore-resumes-use-flu-vaccines-linked-south-korea

*cinq doses* du vaccin Pfizer au lieu d'une seule, en raison d'une « erreur humaine »[24] !

Voilà pourquoi les études préalables ne sont jamais suffisantes. Il faut toujours, après la mise sur le marché, suivre de très près les effets indésirables observés après vaccination.

Et voilà pourquoi l'une des plus grandes expertes de la vaccination, la Suissesse Claire-Anne Siegrist, s'est même félicitée, en novembre 2020, que son pays ne se précipite pas pour vacciner :

> **Le plan suisse de vaccination n'a pas encore été divulgué, mais il est déjà établi que par rapport à d'autres pays, comme les États-Unis ou la France, qui veulent commencer à vacciner dès la fin de cette année, nous allons attendre quelques mois supplémentaires. Les vaccinations devraient plutôt débuter au tout début du printemps pour les personnes à risque. Je suis contente que ce choix ait été fait, car ces quelques mois, jusqu'à fin janvier, apporteront de précieuses réponses sur l'efficacité des vaccins à plus long terme, mais aussi sur leurs éventuels effets secondaires rares.[25]**

Finalement, la Suisse en a décidé autrement et commencé à vacciner dès le début 2021. Mais il est intéressant de voir que cette experte se réjouissait que les Français et Américains servent de cobayes aux Suisses, preuve qu'il faut toujours mieux avoir du recul sur les effets des vaccinations massives.

## Les failles des essais cliniques : une alerte publiée dans le journal *Science*

Au total, il n'y a jamais aucune certitude sur le caractère inoffensif d'un vaccin.

Au contraire, quand on nous injecte un produit étranger, il y a toujours un risque. Surtout quand il s'agit de produits

---

24. https://www.lefigaro.fr/flash-actu/covid-19-huit-personnes-recoivent-par-erreur-cinq-doses-de-vaccin-en-allemagne-20201228
25. https://www.letemps.ch/sciences/claireanne-siegrist-vaccinologue-normal-gens-se-posent-questions-vaccins

génétiquement modifiés (OGM) comme les vaccins à ADN, ou de technologies totalement nouvelles comme les vaccins à ARN.

Ce n'est pas être anti-vaccin que de dire cela. La preuve : des scientifiques de l'université Harvard ont publié en novembre 2020 un avertissement dans le célèbre magazine *Science*[26].

Les auteurs rappellent que le premier vaccin rotavirus accepté aux États-Unis, en 1998, a causé des morts chez des bébés et enfants en bas âge, du fait d'un effet indésirable nommé invagination intestinale.

Comment cela a-t-il été possible, alors que ce vaccin avait été testé avant d'être mis sur le marché ? Tout simplement parce qu'on n'avait pas testé le vaccin sur suffisamment de bébés.

Voici ce qui s'est passé : on a testé le vaccin sur 10 000 sujets, dont 5 000 ont reçu un placebo. L'invagination dangereuse s'est produite sur 5 bébés sur 5 000, contre 1 bébé sur 5 000 dans le groupe placebo.

Pour toute personne normalement constituée, c'est un signal d'alerte inquiétant. Mais pour les statisticiens, ce n'est pas un résultat « significatif ». Les autorités américaines ont donc autorisé le vaccin.

Puis, devant la multiplication anormale du nombre d'invaginations chez les bébés vaccinés, qui a causé des morts, les autorités ont dû faire marche arrière et suspendre ce vaccin.

Or, avec les vaccins Pfizer et Moderna, on a l'impression désagréable que l'histoire est en train de se répéter.

Dans l'essai clinique du vaccin Pfizer, il y a eu 4 paralysies faciales dans le groupe vacciné, 0 dans le groupe placebo.

Dans l'essai du vaccin Moderna, il y a eu 3 paralysies faciales dans le groupe vacciné, 1 dans le groupe placebo.

C'est objectivement un signal *très inquiétant*, avec un risque sérieux que cette maladie (parfois incurable) frappe 1 personne sur 5 000 personnes vaccinées.

Mais pour nos grands « méthodologistes », cette différence n'est pas *statistiquement significative*, donc l'effet indésirable n'est pas officiellement reconnu.

---

26. https://science.sciencemag.org/content/early/2020/11/16/science.abf0357

Voici par exemple ce que vous explique la grande société savante en infectiologie, largement financée et influencée par Big Pharma, la SPILF :

> **La fréquence de survenue de paralysie faciale parmi les volontaires vaccinés est proche de ce qui est attendu en population générale (15 à 30 pour 100 000 personnes). Il n'y a donc pas de signal en faveur d'un tel effet indésirable après vaccination[27].**

Mais c'est de la mauvaise foi. En Israël, dès le début de la vaccination de masse, 13 personnes ont été victimes de cette paralysie faciale après avoir reçu le vaccin Pfizer, et des experts recommandent déjà de ne surtout pas leur injecter la seconde dose prévue[28].

Les paralysies faciales ne sont qu'un exemple parmi d'autres des effets indésirables graves, de court terme, qui ne sont pas détectés par les essais cliniques.

Regardons ce qui s'est passé aux États-Unis en 1976, après l'autorisation à la hâte d'un nouveau vaccin anti-grippe.

Là aussi, après avoir été jugé « sûr » par les autorités, ce vaccin a causé plus de 450 cas d'une maladie invalidante nommée syndrome de Guillain-Barré.

Or, cet effet secondaire grave, la maladie de Guillain-Barré, pourrait aussi être causé par les vaccins anti-Covid. C'est ce qu'a reconnu récemment Claire-Anne Siegrist, spécialiste vaccinale liée à l'Organisation mondiale de la santé :

> **Ce qu'on ne sait pas encore, c'est si ces vaccins pourraient déclencher des maladies auto-immunes telles que le syndrome de Guillain-Barré, ce qui peut se produire dans de très rares cas suite à une vaccination[29].**

---

27. https://www.infectiologie.com/UserFiles/File/groupe-prevention/covid-19/vaccins-covid-19-questions-et-reponses-spilf-24dec2020.pdf
28. https://www.india.com/news/world/13-people-in-israel-suffer-facial-paralysis-after-taking-coronavirus-vaccine-shots-details-here-4337146/
29. https://www.letemps.ch/sciences/claireanne-siegrist-vaccinologue-normal-gens-se-posent-questions-vaccins

De fait, si ces vaccins causent 1 cas de *Guillain-Barré* sur 20 000, les essais cliniques ne peuvent pas le détecter. Voilà pourquoi il faut être très prudent avec ces vaccins expérimentaux, autorisés trop rapidement.

Conclusion des auteurs de l'article publié dans le magazine *Science* :

> **Le besoin urgent de vaccin contre la Covid-19 doit être contrebalancé par l'impératif d'assurer la sécurité et la confiance du public dans les vaccins, en respectant les protocoles de sécurité établis tout au long du développement de ces vaccins, y compris après leur déploiement.**

Au total, avec tous les risques potentiels du vaccin et les immenses incertitudes quant à son utilité contre l'épidémie, les milliards dépensés et la précipitation pour vacciner la population étaient certainement déraisonnables.

Et de fait, dès le début de la vaccination massive, des effets *imprévus* se sont produits.

## Début 2021 : des morts suspectes et des réactions allergiques très inquiétantes

En Norvège, alors que la campagne de vaccination avait à peine commencé, on a recensé 23 morts *suspectes* chez des personnes fragiles et âgées, décédées *très peu de temps* après avoir été vaccinées.

Les autorités de santé norvégiennes ont investigué les causes de 13 de ces morts. Leur première conclusion a été rapportée par le *British Medical Journal* :

> **L'agence a conclu que les effets indésirables classiques des vaccins à ARN, comme la fièvre, la nausée et la diarrhée, pourraient avoir contribué au décès de certains des patients fragiles[30].**

30. https://www.bmj.com/content/372/bmj.n149

C'était un vrai coup de tonnerre, d'autant plus que les autorités ont toujours tendance à innocenter les vaccins.

Quelques jours plus tard, d'ailleurs, les autorités norvégiennes se sont empressées de dire qu'aucun lien direct avec les vaccins n'avait pu être prouvé.

La même hypocrisie a eu lieu France : un patient en Ehpad est mort deux heures après avoir reçu le vaccin... mais l'Agence du Médicament (ANSM) a osé déclarer que « *rien ne permet de conclure que ce décès est en lien avec la vaccination* »[31] !

En réalité, il fait peu de doute que ces morts sont liées au vaccin pour une raison simple : les vaccins ARN font partie des vaccins les plus « réactogènes » qui existent.

Cela veut dire que, dans les heures et jours qui suivent le vaccin, ils causent énormément d'effets indésirables sérieux, comme de la fatigue sévère, de la fièvre, des maux de tête, etc.

Il faut rappeler ce qu'avait déclaré le Pr Eric Caumes le 9 décembre 2020 dans *Le Parisien*, après avoir épluché le rapport de l'Agence américaine du médicament sur le vaccin Pfizer :

> **En lisant les 53 pages, quelque chose m'a frappé. Je n'ai jamais vu une fréquence aussi élevée d'effets indésirables pour un vaccin !**
> **En dehors des réactions minimes dues à l'injection comme des rougeurs et douleurs locales, d'autres effets indésirables sont recensés à des taux relativement élevés, surtout chez les jeunes et après la deuxième dose.**
> **Prenons l'exemple de la fièvre, elle peut survenir de manière passagère après une injection, c'est classique. Mais là, 15,8 % des 18-55 ans ont eu 38 °C ou plus dans les sept jours qui ont suivi la seconde injection. Et 45 % ont dû prendre un médicament contre la fièvre ou la douleur. On parle aussi de 55 % de maux de tête, 62 % de fatigue.**
> **Non mais là, c'est beaucoup trop, il y a peut-être un problème...**[32]

---

31. https://ansm.sante.fr/S-informer/Actualite/Point-de-situation-sur-la-surveillance-des-vaccins-contre-la-COVID-192
32. https://www.leparisien.fr/societe/sante/vaccin-anti-covid-de-pfizer-je-n-ai-jamais-vu-tant-d-effets-indesirables-s-inquiete-eric-caumes-09-12-2020-8413376.php

Après avoir fait cette déclaration éclatante, le malheureux professeur Caumes s'est sans doute fait « rattraper par la patrouille », car il a dû préciser cinq jours plus tard qu'il se « *ferait vacciner* », même si « *la fréquence des effets secondaires est un peu plus grave que pour d'autres vaccins*[33] ».

En fait, le Pr Caumes avait dit la vérité dans sa première intervention.

Dans les essais cliniques, on a recensé près de 5 % d'effets indésirables de sévérité 3, qui conduisent à ne plus pouvoir travailler ni avoir la moindre activité pendant vingt-quatre heures en moyenne (en raison d'une fatigue invalidante ou de fièvre et maux de tête sérieux).

Ce sont des chiffres très élevés, sans comparaison avec ceux qu'on observe avec le vaccin contre la grippe, par exemple.

Il est donc assez logique que, pour les personnes très âgées et très fragiles, une seule injection puisse suffire à les faire basculer dans l'au-delà – et c'est vraisemblablement ce qu'on a observé en Norvège.

C'est d'autant plus inquiétant que ces effets ont été observés après la première dose de vaccin – sachant qu'on sait déjà que la seconde dose *cause plus d'effets indésirables* encore que la première !

On l'a observé en Israël, fin janvier 2021 : sur 1 735 soignants vaccinés avec la deuxième dose du vaccin Pfizer, 5 ont dû *être emmenés aux urgences*[34].

Il était donc très douteux d'administrer le vaccin ARN chez les personnes très âgées et très malades, sachant que ces patients-là *n'étaient pas inclus dans les essais cliniques.* On les a

---

33. https://www.leparisien.fr/societe/covid-19-rassure-par-les-resultats-du-produit-pfizer-eric-caumes-se-fera-finalement-vacciner-14-12-2020-8414150.php#:~:text=Confiant%20avoir%20%C2%AB%20pass%C3%A9%20le%20week,%C2%AB%20pas%20graves%20mais%20fr%C3%A9quents%20%C2%BB

34. https://www.i24news.tv/fr/actu/coronavirus/1611250909-israel-coronavirus-37-de-ceux-qui-ont-recu-la-seconde-injection-souffrent-d-effets-secondaires

donc vaccinés sans avoir la moindre information sur le rapport risque-efficacité pour eux.

Le risque de vacciner des personnes fragiles a aussi été prouvé de façon éclatante avec les *réactions allergiques* causées par ces vaccins.

Dès le début de la vaccination en Grande-Bretagne, plusieurs soignants ont fait des chocs anaphylactiques – ce sont des réactions allergiques qui peuvent tuer si on ne vous injecte pas immédiatement de l'adrénaline.

Depuis, les autorités du monde entier ont reconnu que c'était un effet indésirable rare mais réel du vaccin, et qu'il fallait donc impérativement avoir des seringues d'adrénaline prêtes, ainsi qu'un service d'urgence ou de soins intensifs à proximité.

Aux États-Unis, la principale Agence américaine a reconnu que ces chocs allergiques graves se produisent dans 1 cas sur 100 000[35].

Cela peut paraître peu, mais c'est 10 fois plus que pour le vaccin contre la grippe.

Et on sait d'où viennent ces réactions allergiques : d'une substance très controversée contenue dans le vaccin, appelée polyéthylène glycol (PEG).

Le PEG est couramment utilisé dans des médicaments laxatifs, mais aussi des shampoings et dentifrices industriels ou des produits solvants.

Au départ, comme souvent, on croyait cette molécule inoffensive... jusqu'à ce qu'on découvre que la plupart des gens développent des anticorps contre le PEG... et certains à des doses suffisamment élevées pour provoquer de graves réactions allergiques[36] !

Donc, les spécialistes savaient *parfaitement* qu'il y avait un vrai risque avec ces vaccins contenant du PEG.

---

35. https://www.futura-sciences.com/sante/actualites/coronavirus-vaccin-biontech-pfizer-reactions-allergiques-ont-ete-constatees-85038/
36. https://www.sciencemag.org/news/2020/12/suspicions-grow-nanoparticles-pfizer-s-covid-19-vaccine-trigger-rare-allergic-reactions

On le savait d'autant mieux qu'en 2014, on a dû arrêter un essai clinique portant sur un médicament anticoagulant contenant de l'ARN entouré de PEG (comme les vaccins actuels !), car il a causé des réactions allergiques graves, ayant causé un mort[37].

Voilà pourquoi il paraît très périlleux d'administrer ces vaccins à des personnes fragiles... et cardiaques.

Rappelons qu'un choc allergique peut causer une chute de tension, une accélération du rythme cardiaque et donner le souffle court – ce qui est très dangereux si vous avez le malheur d'avoir le cœur fragile.

C'est probablement pour cette raison qu'un Israélien de 75 ans, ayant des antécédents cardiaques, est mort deux heures après avoir reçu le vaccin Pfizer[38]... d'une crise cardiaque.

Même problème, vraisemblablement, pour ce patient américain de 68 ans, hypertendu, et décédé d'un infarctus immédiatement après la vaccination[39].

Mais nos autorités de santé n'ont pas *anticipé ce problème* et n'ont pas hésité à vacciner des personnes fragiles et cardiaques.

Voilà encore un signe que les stratégies de vaccination ne sont pas soumises seulement à des critères éthiques et scientifiques, mais sont aussi influencées par des questions politiques et financières. Mais attention : les effets indésirables ne sont pas la seule cause de préoccupation.

Un risque encore plus inquiétant, c'est que les vaccins puissent *aggraver* la Covid-19, plutôt que de nous en protéger.

---

37. https://www.jacionline.org/article/S0091-6749(16)30605-4/fulltext
38. https://www.israelnationalnews.com/News/News.aspx/293865
39. https://twitter.com/MartinFierro769/status/1347944693984858112

## Face aux variants : le spectre des anticorps qui aggravent la maladie

Ce n'est pas de la science-fiction, et encore moins un raisonnement « anti-vax ».

Dès le mois d'avril, le grand spécialiste des maladies infectieuses, le Dr Anthony Fauci, avait reconnu devant le Sénat américain que la vaccination comportait le risque d'*aggravation* de la maladie :

> **Une source de préoccupation, qu'il faut lever en faisant des tests correctement, est de savoir si on a un effet "d'augmentation". [...] On sait qu'il y a de nombreux vaccins pour lesquels le vaccin induit une réponse "sub-optimale", et quand une personne vaccinée est exposée au virus, elle subit une aggravation de la maladie[40].**

Cela s'est produit à plusieurs reprises dans l'histoire de la vaccination. Un article très bien fait de *Futura Science* donne plusieurs exemples[41] :

> **L'exemple le plus connu est celui d'un vaccin contre le virus respiratoire développé par Pfizer dans les années 1960, et qui avait entraîné plusieurs cas de grave pneumonie chez les enfants, aboutissant à la mort de deux d'entre eux. Le même phénomène a été signalé avec un vaccin contre la dengue de Sanofi ou le virus du Nil occidental. On l'observe aussi chez l'animal pour la grippe, le virus Zika, et les coronavirus comme le Sras.**

Ce qui s'est passé avec le coronavirus du Sras en 2003 n'est pas du tout rassurant :

> **Peter Hotez, doyen de l'École nationale de médecine tropicale du Baylor College of Medicine et qui a travaillé sur l'épidémie de Sras en 2003, a constaté que**

---

40. https://greatgameindia.com/there-is-no-guarantee-covid-19-vaccine-will-work-dr-fauci/
41. https://www.futura-sciences.com/sante/actualites/coronavirus-coronavirus-dangers-vaccin-elabore-hate-80089/

**certains animaux vaccinés développaient des symptômes encore plus graves lorsqu'ils étaient exposés au virus, en raison d'un affaiblissement du système immunitaire.**

Ce terrible phénomène peut se produire quand les anticorps produits par les vaccins ne sont pas assez efficaces – quand la réponse est « sub-optimale », selon les termes d'Anthony Faucy.

Cela se produit quand les anticorps créés par le vaccin, sont :

- en nombre *insuffisant* ;
- et/ou insuffisamment adaptés au virus (parce qu'il a muté).

Voilà pourquoi il était plus qu'imprudent d'injecter le vaccin ARN aux plus de 85 ans, sans avoir fait le moindre essai clinique sur cette tranche d'âge[42].

Car on sait que les plus de 85 ans *créent peu d'anticorps* en cas de vaccin contre la grippe (ou tout autre vaccin), car leur système immunitaire est souvent affaibli.

Il est donc théoriquement possible que ce nombre insuffisant d'anticorps les prédispose à une Covid-19 *plus sévère* en cas de contamination.

Quant au deuxième cas, celui où les anticorps ne sont pas *bien adaptés au virus*, c'est un énorme risque causé par les nouveaux variants.

Avec les mutations, le vaccin peut devenir pire qu'inefficace : dangereux !

Si vous avez des anticorps mal adaptés à cause d'un vaccin trop spécifique, dirigé contre une partie d'un virus *un peu différent* (qui a muté), vous prenez le risque d'avoir une maladie encore plus grave.

Ce risque est réel avec les vaccins ARN et ADN, qui créent des anticorps dirigés uniquement contre une petite partie du virus, la protéine S.

---

42. https://www.vidal.fr/actualites/26105-vaccins-contre-la-covid-19-doit-on-s-inquieter-du-risque-de-maladie-aggravee-chez-les-personnes-vaccinees.html

Car il suffit que cette partie-là du virus connaisse une mutation importante pour que le vaccin devienne dangereux en créant des anticorps facilitateurs, car mal adaptés.

Et il faut bien noter que ce risque n'existe pas, ou peu, *avec l'infection naturelle*.

En cas d'infection, on a *beaucoup moins de risques* d'être vulnérable à un nouveau variant, car le système immunitaire créé des anticorps contre *plusieurs éléments du virus* (les infectiologues parlent d'*épitope*), et pas seulement ceux de la protéine S.

Donc, si un de ces éléments du virus subit une mutation, on continue d'avoir une protection grâce aux anticorps dirigés contre les parties qui n'ont pas muté. Voilà pourquoi l'immunité collective acquise après deux vagues d'infection est solide et durable, contrairement à l'immunité conférée par le vaccin.

#

# Vaccins Covid-19 : tout ça pour ça ?

Si l'on récapitule, on voit que la vaccination généralisée avait *dès le départ* de fortes chances d'avoir une utilité limitée, parce qu'elle :

- arrive après la bataille, une fois que la Covid-19 a fait le plus de dégâts (comme l'a montré le fait que Paris et Strasbourg ont été relativement épargnées par la vague de l'automne) ;
- ne peut pas protéger correctement les personnes les plus vulnérables, celles qui ont un système immunitaire trop affaibli pour réagir aux vaccins ;
- pourrait ne pas stopper l'épidémie, car il n'y a pas de preuve qu'elle empêche les vaccinés de transmettre le virus à autrui ;
- n'a pas fait la preuve de son efficacité pour éviter des morts (le nombre de personnes testées dans les études était trop faible pour le savoir) ;
- pourrait devenir totalement inutile, voire dangereuse en cas de mutation du virus – mutation d'autant plus inévitable que la vaccination accélère la pression sélective sur ce virus.

Avec une telle incertitude, et une maladie qui tue moins de 0,5 % de la population, il aurait fallu une sécurité totale pour vacciner en masse sans avoir réalisé des tests sur des centaines de milliers de personnes.

Et pourtant, ce n'est pas du tout ce qui s'est passé, au contraire. Avec les vaccins anti-Covid-19, les autorités ont pris un nombre de risques vertigineux :

- l'énorme risque des « anticorps facilitateurs », qui, en cas de mutation légère du virus, pourraient conduire le vaccin à rendre la maladie plus grave ;
- le risque de mettre sur le marché des vaccins utilisant des technologies qui n'ont encore jamais été expérimentées à grande échelle, en particulier les vaccins à ADN et ARN, sans le moindre recul sur leurs dangers après trois mois ;
- le risque que ces vaccins conduisent des virus à se recombiner entre eux, et produisent de « super-virus » bien plus dangereux encore ;
- sans oublier les risques pratiques, liés à la précipitation à vacciner des millions de personnes, avec tous les accidents logistiques que cela peut causer.

Alors, l'obsession pour la vaccination comme seule et unique stratégie pour sortir de l'épidémie était-elle vraiment raisonnable ?

Ou ne peut-elle pas plutôt être assimilée à une petite « folie », qui s'ajoute à la folie de la guerre contre l'hydroxychloroquine, à la folie de la promotion du remdésivir, à la folie de l'omerta sur la vitamine D et autres solutions naturelles ?

L'apparition des variants a été la preuve ultime que la stratégie du « tout vaccinal » était déraisonnable. Car les variants peuvent échapper à l'efficacité des vaccins, ce qui n'est pas le cas des remèdes préventifs et curatifs, qui fonctionnent contre tous les variants !

Mais en réalité, ces « folies » ne sont pas des phénomènes irrationnels : elles sont orchestrées.

Il est temps de comprendre pourquoi, comment, et par qui.

**BAS LES MASQUES**

# Comment Big Pharma manipule la science, les autorités et les médias

“ Tous ces scandales, révélés dans les pages précédentes, soulèvent de lourdes questions sur notre système de santé.
Pourquoi cette guerre absurde contre l'hydroxychloroquine, alors même que le remdésivir de Gilead a fait l'objet d'un traitement de faveur par nos autorités ?
Pourquoi cette omerta sur les remèdes naturels à l'efficacité prouvée, en prévention ou en traitement, comme la vitamine D ou le zinc ?
Pourquoi cette obsession sur la vaccination, et les milliards dépensés immédiatement par nos autorités, alors que depuis le début, les incertitudes étaient immenses, sur son utilité et sur ses risques ?
*Comment* est-il possible que le monde scientifique et médical ait cautionné tout cela ?
Et surtout, la question la plus importante : est-ce un « accident isolé », ou bien le révélateur d'un système médical à la dérive depuis des années ?
Nous allons voir que ces scandales ne sont liés ni au hasard, ni à l'incompétence, ni à la malchance. Ils sont la conséquence directe d'une corruption systémique qui frappe la santé publique.
Cette dérive est là, souterraine, depuis des années. Mais on a fermé les yeux. Comme en 2009, après la dernière alerte épidémique.

**Onze ans avant le scandale du remdésivir : le précédent du Tamiflu**

L'affaire du Tamiflu, un médicament promu contre l'épidémie de grippe H1N1, est la preuve que le pouvoir tentaculaire de Big Pharma ne date pas d'hier.
Comme le remdésivir, le Tamiflu était un médicament globalement inefficace et plutôt toxique. Dès 2005, la revue *Prescrire*, rédigée par des médecins indépendants de l'industrie, expliquait

que le Tamiflu n'avait aucun effet tangible sur les *complications* de la grippe. Donc, que ce médicament était inutile, car il ne permettait pas de sauver la moindre vie.

Côté toxicité, la « Bible » des médecins, le Vidal, précise que ce médicament peut causer, rarement, des troubles neurologiques : « *Agitation, comportement anormal, anxiété, confusion, délire, hallucinations, cauchemars*[1]. »

Au Japon, des adolescents prenant ce médicament se sont jetés par la fenêtre, ce qui a conduit ce pays à suspendre sa prescription pour les enfants et adolescents en 2007.

Et pourtant, c'est bien ce médicament globalement inutile et toxique que la ministre de la Santé Roselyne Bachelot a commandé pour plus de 100 millions d'euros, « *pour traiter les Français* »[2] face à la menace de l'épidémie H1N1 de 2009.

Roselyne Bachelot est allée plus loin encore. Au mois de décembre 2009, alors que tout le monde savait désormais que l'épidémie H1N1 ne serait qu'une « grippette » sans danger, la ministre a pris une décision hallucinante.

Elle décide de *recommander* aux médecins la prescription de Tamiflu à *tous les patients* ayant une grippe, sans exception.

Sur le coup, de nombreux médecins s'en sont indignés : « *Selon les données dont nous disposons, la balance bénéfice-risque du Tamiflu est défavorable* », s'est ému le Dr Vincent Renard,

1. https://eurekasante.vidal.fr/medicaments/vidal-famille/medicament-gp814-TAMIFLU.htm
2. https://www.vie-publique.fr/discours/175324-interview-de-mme-roselyne-bachelot-ministre-de-la-sante-et-des-sports

vice-président du Collège national des généralistes enseignants (CNGE)[3].

Cette décision était d'autant plus absurde qu'elle est arrivée en même temps que la publication, par le *British Medical Journal (BMJ)*, d'un nouveau rapport *dévastateur* pour le Tamiflu, qui montrait que le laboratoire Roche avait volontairement *trompé les médecins et les autorités de santé*[4].

De fait, l'article révélait que le laboratoire Roche avait financé dix études sur le Tamiflu… et n'en avait publié que deux, signe d'une manipulation massive de ses résultats scientifiques (laquelle sera confirmée définitivement en 2015[5]).

Cela ne vous rappelle-t-il pas le scandale du remdésivir, acheté à prix d'or par la Commission européenne sur la base de chiffres manipulés ?

Et pourtant, qui se souvient du scandale du Tamiflu ?

L'histoire s'est répétée en 2020, car on n'a tiré aucune leçon de la crise de 2009.

Notre gouvernement n'a rien fait, après coup, pour demander le remboursement des doses de Tamiflu auprès du laboratoire Roche, qui avait pourtant *manipulé* ses données d'efficacité.

Aujourd'hui, il est temps de regarder en face notre système de santé.

Tant qu'on n'aura pas compris que le problème est *systémique*, on ira de scandales sanitaires en scandales sanitaires.

---

3. https://sante.lefigaro.fr/actualite/2009/12/15/9945-h1n1-prescription-tamiflu-fait-debat
4. https://www.semanticscholar.org/paper/Why-don't-we-have-all-the-evidence-on-oseltamivir-Godlee-Clarke/a97b0bc71f6d856a973eb4d926368f0cc6b0502b
5. https://www.bmj.com/tamiflu

Car il ne faut pas s'y tromper : le problème va bien au-delà des maladies infectieuses.
Il est temps de sortir du seul cadre des épidémies pour regarder notre système médical bien en face, dans toutes ses composantes.
Il est temps de dévoiler l'envers du décor, de démasquer Big Pharma.

#

# Comment Big Pharma a réussi son emprise

Ce qui s'est passé avec la Covid-19 n'est que l'aboutissement d'un long processus, qui a permis à Big Pharma de prendre le pouvoir sur notre système de soins.

Cela fait des années que de grands médecins indépendants essaient d'alerter la population sur ce phénomène inquiétant.

En 2013 paraissait l'ouvrage collectif *Big Pharma : une industrie toute-puissante qui joue avec notre santé*. En 2015 avec *Corruption et crédulité en médecine*, le professeur Philippe Even avait enfoncé le clou, lui qui avait eu aussi le courage de dénoncer près de 3000 médicaments inutiles et dangereux.

Quant au docteur Peter Gøtzsche, co-fondateur de la très respectée Fondation Cochrane, il est allé jusqu'à comparer Big Pharma à la mafia, preuves à l'appui, dans son livre de référence *Remèdes mortels et crime organisé. Comment l'industrie pharmaceutique a corrompu les services de santé*.

Ces grands noms de la médecine et de la science n'ont rien de « complotiste ». Ce ne sont pas non plus des « anticapitalistes » ou des réfractaires au profit des entreprises.

Au contraire : l'influence démesurée de Big Pharma n'est possible que parce que les multinationales du médicament forment un *cartel*, anti-concurrentiel par définition, qui opèrent de surcroît dans un marché *administré*, dans lequel les États autorisent les médicaments, fixent les prix et, dans la plupart des cas, en assurent le remboursement.

Avec des dizaines de milliards d'euros de bénéfices à leur disposition, voici comment les Big Pharma ont pris la main sur notre santé.

## Des médecins de terrain aux grands spécialistes, la patte de Big Pharma

En 2019, une étude française a brièvement fait les choux gras de la presse. « *Les médecins qui reçoivent des cadeaux des laboratoires pharmaceutiques prescrivent plus et moins bien* », a titré le journal *Le Monde*[1].

Des statisticiens français avaient voulu savoir si les médecins *généralistes* étaient influencés ou non par les petits cadeaux de l'industrie pharmaceutique. Cela va du stylo donné par le visiteur médical à des invitations à dîner, voire des subventions pour assister à des congrès et conférences.

Conclusion des chercheurs : plus les médecins reçoivent de « petits cadeaux », plus leur prescription est chère et contestable.

À l'inverse, les médecins *vertueux* qui *refusent* les petits cadeaux de Big Pharma ont tendance à faire des prescriptions *un peu moins coûteuses* pour l'Assurance Maladie, et contenant *un peu moins de médicaments inutiles et/ou dangereux*.

C'est une preuve supplémentaire de ce que l'on sait de longue date : personne au monde n'est insensible aux cadeaux qu'il reçoit.

Cela vaut pour tout le monde, y compris les médecins de terrain, pourtant les plus au contact de leurs patients.

Mais ce ne sont pas les « petits cadeaux » aux médecins généralistes qui changent la face de notre système de santé.

La réalité des enjeux d'influence et de la corruption est ailleurs. Car l'influence de l'industrie est infiniment plus forte vis-à-vis des grands pontes de la médecine, les « grands relais d'opinion » (*key opinion leaders*).

Il suffit de regarder la réalité des sommes dépensées par Big Pharma en France :

- 14 millions *seulement* en cadeaux pour les médecins généralistes ;

---

1. https://www.lemonde.fr/societe/article/2019/11/06/les-medecins-qui-recoivent-des-cadeaux-des-laboratoires-pharmaceutiques-prescrivent-plus-et-moins-bien_6018197_3224.html

– et près de 250 millions pour les médecins spécialistes, soit 18 fois plus !

Au total, en prenant en compte la totalité des « liens d'intérêts », les laboratoires dépensent *plus d'un milliard d'euros* pour les médecins en France[2].

En comparaison, les 14 millions d'euros distribués à des dizaines de milliers de médecins généralistes sont une somme dérisoire.

On a obligé les médecins à déclarer publiquement les cadeaux qu'ils reçoivent, dès qu'ils dépassent 10 euros... mais les vrais leviers d'influence sont ailleurs, comme souvent.

Cette façon de tirer *à côté de la cible* fait penser au dispositif « anti-lobby » mis en œuvre par l'Assemblée nationale, qui demande aux lobbyistes de s'inscrire sur un registre et de *porter un badge*.

Ici aussi, c'est l'arbre qui cache la forêt, car la vraie puissance des lobbys, comme celui de l'industrie pharmaceutique, ne se joue pas en plein jour, dans les couloirs de l'Assemblée nationale, mais au plus haut sommet de l'État, dans des *rencontres confidentielles*.

Comme le fameux dîner à l'Élysée du 8 juillet 2019, révélé par *Médiapart*, qui a réuni Emmanuel Macron, Agnès Buzyn et tout le gratin de Big Pharma (Sanofi, Roche, etc.)[3] : c'est *là que l'influence est la plus forte*.

De même, le véritable pouvoir d'influence n'est *pas* dans les quelques déjeuners offerts aux médecins de base.

Le secret d'une influence commence par l'imposition d'une pensée unique, façonnée dès que possible.

De fait, l'influence de Big Pharma commence très tôt : l'industrie pharmaceutique est omniprésente dans les facultés de médecine.

---

2. https://www.franceculture.fr/emissions/journal-de-8-h/journal-de-8h-du-mercredi-06-novembre-2019

3. https://blogs.mediapart.fr/edition/transparence-dans-les-politiques-du-medicament/article/050719/7-questions-sur-le-diner-entre-macron-et-lindustrie-p. C'est le lendemain de ce dîner, le 9 juillet, qu'Agnès Buzyn a annoncé le déremboursement de l'homéopathie, comme par hasard.

Big Pharma offre des cadeaux aux étudiants, organise quantité de conférences et formations sur les campus, va jusqu'à financer les déplacements des étudiants à ses congrès médicaux.

Il arrive même que Big Pharma soutienne les étudiants dans la rédaction d'articles scientifiques – ce qui est une manière d'influencer la recherche dès le début de leur jeune carrière.

Au total, une étude du collectif *Formindep*, un organisme qui lutte contre les conflits d'intérêts, a montré que les facultés françaises de médecine faisaient partie des plus perméables à l'industrie au monde[4].

En clair, Big Pharma y règne en maître, sans aucune règle pour limiter son influence sur les apprentis-médecins. Mais ce qui se passe en faculté n'est que le début de l'histoire.

La même chose a lieu à *l'hôpital, en pire*. Par exemple, les chefs de service peuvent *obliger* leurs internes à assister à une « formation » organisée par un laboratoire pharmaceutique. « *Si on refuse, on s'attire les critiques, ça peut nuire à notre carrière* », a confié un jeune médecin au journal *20 Minutes*[5].

« Carrière » : voilà le mot le plus important à retenir.

C'est dans la carrière des médecins que tout se joue. Car la carrière, ce n'est pas seulement l'argent : c'est le statut social et le prestige.

Si Big Pharma pouvait contrôler la *carrière* des médecins, son pouvoir sur la pensée médicale serait immense. Or, c'est bien le cas, aujourd'hui en 2020.

## C'est Big Pharma qui fait la carrière des grands « pontes »

Pour une raison simple : quasiment aucun médecin ne peut « faire carrière » sans être financé par l'industrie pharmaceutique.

---

4. http://journals.plos.org/plosone/article?id=10.1371/journal.pone.0168258
5. https://www.20minutes.fr/sante/2644643-20191106-cadeaux-industrie-pharmaceutique-influencent-prescriptions-medecins

Car pour grimper dans la hiérarchie hospitalière, il faut faire de la recherche scientifique. Et pour faire de la recherche scientifique, il faut avoir des financements – cela coûte cher.

Et comme l'État et les institutions publiques n'ont quasiment plus d'argent pour la recherche, les médecins chercheurs sont obligés de se tourner vers... l'industrie.

C'est comme ça que Big Pharma crée de toutes pièces les grandes carrières de nos médecins.

C'est ainsi que la plupart des grands « pontes » ont pu obtenir leur poste et leur prestige grâce à des liens d'intérêts avec l'industrie, contractés très tôt.

Puis, pour s'assurer de leur loyauté, Big Pharma passe avec eux des « contrats de consulting » bien juteux.

Comme l'explique le Pr Even, « *ces contrats atteignent couramment des sommes de 50 000 à 500 000 dollars et parfois un million ou plus. Chaque année. Des années. Tant que les leaders d'opinion restent utiles au développement des firmes. Et beaucoup de ces leaders d'opinion sont sous contrat non pas avec une seule, mais avec trois, dix ou vingt firmes*[6] ».

Et voilà comment sont formés les KOL, « *key opinion leaders* » (leaders d'opinion clés), ces « *mercenaires* » dénoncés par le Pr Even.

Et on est là au cœur du problème, car ce sont ces leaders d'opinions qui :

- pèsent sur les décisions des autorités de santé – ces décisions visant à autoriser un médicament et à décider de son prix ;
- influencent les prescriptions des autres médecins, par leur prestige ;
- et *vont* répandre la bonne parole dans les médias, bardés de leurs diplômes et responsabilités hospitalières.

« *Dit autrement,* explique le Dr de Lorgeril, *les industriels rémunèrent ces sommités intellectuelles (de façons plus ou moins évidentes : contrats de recherche, prix et récompenses,*

6. Philippe Even, *Corruption et crédulité en médecine*, Éd du Cherche Midi, 2015.

*invitations variées…) de façon qu'ils participent au spectacle de façon positive*[7] ».

Pour Big Pharma, avoir les KOL dans sa poche est un moyen puissant d'exercer une influence quasi totale sur la médecine.

L'anomalie, dans ce système, ce sont les grands professeurs indépendants de l'industrie.

En infectiologie, il n'y a vraiment que le Pr Raoult, en France, qui possède un tel niveau de responsabilité et de prestige, tout en étant entièrement financé sur fonds publics, donc avec une indépendance totale vis-à-vis de l'industrie.

C'est ce qui explique sa parole totalement libre, son indépendance scientifique manifeste, et aussi la détestation dont il fait l'objet dans les plus hauts cénacles du pouvoir médical.

Le Pr Raoult est *l'exception* du système, celui qui confirme la règle.

Car la règle, c'est plutôt les parcours comme celui de l'ancienne ministre de la Santé Agnès Buzyn. Elle a siégé au conseil d'administration scientifique de deux laboratoires, Novartis et Bristol-Myers Squibb[8], et a été rémunérée par une filiale de Sanofi de 1998 à 2011[9].

Donc, la plupart des grands pontes de la médecine sont en lien d'intérêts avec l'industrie pharmaceutique.

Et ce sont eux, à travers les « comités scientifiques », qui décident réellement des autorisations de médicament.

Comme l'explique bien le Dr Michel de Lorgeril : « *Les véritables interlocuteurs des industriels (d'ici et d'ailleurs) ne sont pas les ministres, contrairement aux apparences, mais les hospitalo-universitaires et les supposés scientifiques (qui peuplent les divers*

---

7. https://michel.delorgeril.info/conferences/que-signifie-la-notion-de-conflit-dinteret/comment-page-1/

8. https://www.lexpress.fr/actualite/politique/agnes-buzyn-ministre-des-solidarites-et-de-la-sante_1909067.html

9. http://archive.wikiwix.com/cache/?url=http%3A%2F%2Fwww.e-cancer.fr%2Fcontent%2Fdownload%2F85058%2F867336%2Ffile%2F01_BUZYN_Agnes_DPI_17102012.pdf

*comités consultatifs après avoir été subtilement sélectionnés), les uns dans leurs unités de soins, les autres dans leurs labos*[10]. »

Ces « sommités » ne sont pas seulement sensibles à l'argent ; comme tout être humain, ils sont sensibles au prestige.

Mais comme par hasard, dans le monde médical actuel, les prix scientifiques et le prestige médical sont presque entièrement axés sur la découverte de *nouvelles molécules brevetables*.

Comme l'avait dit ironiquement le Pr Raoult, avec des anciens remèdes comme la chloroquine, « *on coupe l'herbe sous le pied de plein de gens qui rêvaient de décrocher le prix Nobel pour avoir trouvé un nouveau médicament ou un nouveau vaccin*[11] ».

Et c'est pour cela que l'idéologie façonnée par Big Pharma touche aussi des chercheurs *insensibles à l'argent*, mais déterminés à faire la « découverte du siècle », celle qui sera célébrée dans le milieu scientifique et les médias.

La question du prestige dans la profession médicale est probablement l'obstacle le plus puissant à la redécouverte de la puissance des solutions naturelles pour guérir.

Nos « grands professeurs de médecine » ne retirent *aucun prestige* à vous conseiller ce que les médecins éclairés disent depuis des années, comme de prendre de la vitamine D à l'arrivée de l'hiver.

Même les médecins de base peuvent se sentir dépossédés face aux naturopathes, qui ont fait moins d'études qu'eux, mais dont les conseils de *prévention* sont souvent plus précieux que la prescription de médicaments de synthèse.

Résultat : dès la faculté de médecine, les étudiants sont formatés à penser que les solutions naturelles ne sont pas « sérieuses ». Qu'elles n'ont jamais été validées par la science. Et que seuls les médicaments de synthèse ont prouvé leur efficacité.

---

10. https://michel.delorgeril.info/conferences/que-signifie-la-notion-de-conflit-dinteret/comment-page-1/

11. https://www.ouest-france.fr/sante/virus/coronavirus/coronavirus-marseille-des-patients-vont-etre-traites-avec-de-la-chloroquine-6772378

Et ce discours est d'autant plus convaincant que les conclusions de la *recherche scientifique elle-même* sont totalement sous influence.

## La science « déformée » pour servir les intérêts de Big Pharma

Comme l'industrie pharmaceutique finance environ 90 % de la science médicale, l'essentiel de la recherche est focalisé sur *ce qui rapporte*, donc sur des molécules brevetables.

C'est ainsi que l'on parvient à écarter des centaines de solutions utiles, simplement parce que personne n'a les moyens de réaliser des études de grande ampleur.

L'hydroxychloroquine, là aussi, est l'exception qui confirme la règle.

C'est parce qu'un professeur de médecine comme le Pr Raoult a publié des résultats prometteurs, en pleine épidémie mondiale, que des essais cliniques ont été entrepris dans le monde entier.

Mais rappelez-vous que ce n'était pas prévu : nos grands pontes en conflit d'intérêts n'avaient *pas intégré* l'hydroxychloroquine à l'essai français *Discovery*, pourtant financé sur fonds publics, et lui avaient préféré des molécules récentes et coûteuses.

C'est uniquement sous pression de l'opinion, grâce à la force de frappe médiatique du Pr Raoult, qu'on a commencé à tester massivement l'hydroxychloroquine, en France et dans le monde. Jusqu'à ce que la frauduleuse étude du *Lancet* ne mette un frein brutal à tous ces essais.

Mais cette multiplication des études financées par l'État, dans le monde occidental, sur une molécule ancienne, était totalement hors norme, par rapport à ce qui se passe habituellement.

Il suffit de voir le traitement qui a été réservé aux autres médicaments anciens, au moins aussi prometteurs que l'hydroxychloroquine contre la Covid-19.

C'est le cas en particulier de l'ivermectine, un antiparasitaire qui a montré une efficacité assez extraordinaire dans plusieurs études randomisées contre placebo[12], en prévention et en traitement[13].

Mais il a fallu attendre janvier 2021 pour qu'un pays occidental, le Royaume-Uni, daigne enfin lancer un grand essai clinique, *via* l'université d'Oxford[14], alors que toutes les preuves d'efficacité avaient déjà été réunies[15].

C'est le cas également de la *colchicine*, une substance issue de la fameuse « *colchique dans les prés* », qui a donné de très bons résultats dans plus de cinq études, dont plusieurs randomisées[16].

Là encore, il a fallu attendre début 2021 et la publication des résultats très positifs d'un grand essai clinique canadien, pour qu'on prenne enfin au sérieux cette molécule[17].

Et c'est le cas, enfin, de l'antidépresseur fluvoxamine qui, aussi surprenant que cela puisse paraître, semble avoir un réel effet pour éviter les formes graves de la Covid-19, grâce à ses propriétés anti-inflammatoires[18].

Toutes ces solutions, en particulier l'ivermectine dont l'efficacité préventive et curative est exceptionnelle, n'ont pas fait la une des médias, et continuent d'être négligées par les autorités de santé occidentales, qui ont le regard ailleurs.

Aux rares spécialistes ou journalistes curieux qui pourraient poser des questions gênantes, on dira sans doute que ces études ne comportaient pas assez de patients pour être

---

12. https://www.researchsquare.com/article/rs-100956/v1
13. https://www.medrxiv.org/content/10.1101/2020.10.26.20219345v1
14. https://www.thetimes.co.uk/article/trial-for-covid-wonder-drug-that-could-save-thousands-of-lives-99jc07v2s
15. https://www.frontiersin.org/articles/10.3389/fphar.2021.643369/abstract
16. https://assets.researchsquare.com/files/rs-69374/v1/676afa02-3af0-417c-aabc-9cbd0c4d9347.pdf
17. https://www.globenewswire.com/fr/news-release/2021/01/23/2163112/0/fr/La-colchicine-r%C3%A9duit-le-risque-de-complications-li%C3%A9es-%C3%A0-la-COVID-19.html
18. https://jamanetwork.com/journals/jama/fullarticle/10.1001/jama.2020.22760?guestAccessKey=03f3ea60-bf34-4fe5-bad2-0b5a985a71d0&utm_source=For_The_Media&utm_medium=referral&utm_campaign=ftm_links&utm_content=tfl&utm_term=111220

définitives. Ou qu'elles ont été menées, pour certaines, dans des pays non occidentaux.

Mais c'est le serpent qui se mord la queue : personne ne se bouscule au portillon pour faire de grandes études sur ces médicaments anciens et peu coûteux, pas même dans la recherche publique, car il n'existe pas d'armées de lobbyistes et d'agences de presse pour promouvoir ces solutions qui ne rapportent rien.

Comme l'a montré le scandale de l'étude *Discovery*, pourtant menée par l'INSERM, la recherche publique est de plus en plus noyautée par l'industrie.

C'est ce qu'explique parfaitement le Dr Michel de Lorgeril, dans un article passionnant intitulé *Que signifie la notion de « conflit d'intérêts »*[19] : « *C'est la même chose, pour les contrats de recherche passés entre un industriel et des équipes de chercheurs INSERM ou CNRS. Le chef ou le patron doit, pour assurer l'avenir de son labo (c'est-à-dire sa propre carrière, son avancement, ses primes et salaires en hausse, ses ambitions, son prestige national et international), pérenniser les contrats, c'est-à-dire faire plaisir à l'industriel, ou au moins ne pas lui déplaire.* »

*Exit*, donc, l'indépendance scientifique de l'INSERM et du CNRS, souvent obligés de passer des contrats avec l'industrie pour faire avancer leurs recherches.

Là encore, il n'y a guère que l'IHU de Marseille pour être un des derniers bastions d'excellence scientifique, avec une indépendance totale vis-à-vis de l'industrie.

Donc, non seulement l'industrie oriente la recherche financée sur fonds privés, mais elle influence aussi la recherche publique, *via* ses partenariats et son influence générale auprès des décideurs et des relais d'opinion.

Mais Big Pharma va beaucoup plus loin que dans le simple « choix » des sujets de recherche.

---

19. https://michel.delorgeril.info/conferences/que-signifie-la-notion-de-conflit-dinteret/

Comme on l'a vu de façon caricaturale avec le scandale du *Lancet*, elle a aussi l'habitude de manipuler les *conclusions* des recherches scientifiques.

Là aussi, des personnes éclairées comme le Pr Even l'ont dénoncé bien avant la crise du coronavirus :

> **Les essais cliniques chez les malades, tous financés et organisés sans contrôle extérieur par les firmes, ne peuvent, à 300 millions d'euros pièce, être négatifs.**
> **Aussi sont-ils, dans la coulisse, TOUS, TOUJOURS, falsifiés, à toutes les étapes, dopés, élagués, lissés, brossés, astiqués, vernissés ou parfois enterrés lorsqu'ils ne sont pas sauvables, de façon à donner l'image la plus idyllique possible du nouveau médicament[20].**

Malgré toutes ces manipulations, ces articles sont *acceptés* dans des journaux scientifiques prestigieux, comme *The Lancet*, *The New England Journal of Medicine* ou le *Journal of the American Medical Association*.

Pourquoi ? Parce que ces journaux sont eux-mêmes financés par l'industrie, comme le confirme le Pr Even :

> **Aucun journal ne peut résister longtemps aux pressions des grandes firmes, dont dépend directement sa survie à travers les budgets publicitaires et l'achat de centaines de milliers d'exemplaires distribués ensuite gratuitement par les firmes à tous les médecins du monde par l'intermédiaire des visiteurs médicaux.**

Résultat : la plupart des études scientifiques payées par Big Pharma ne sont *pas fiables*.

C'est le Dr Richard Horton lui-même, l'actuel rédacteur en chef du *Lancet*, qui l'avait déclaré en 2015 :

> **Une grande partie de la littérature scientifique, peut-être la moitié, n'apparaît pas crédible. Affligée d'études aux échantillons insuffisants, aux effets marginaux, aux analyses invalides et aux conflits d'intérêts flagrants, plus**

---

20. Philippe Even, *op. cit.*

> **une obsession à suivre des modes dont l'importance est douteuse, la science a pris un tournant qui la mène vers les ténèbres[21].**

Et on avait exactement le même son de cloche chez la Dre Marcia Angell, qui a dirigé l'autre journal médical le plus prestigieux au monde :

> **Il n'est simplement plus possible de croire une grande partie de la recherche clinique qui est publiée. Je suis désolée de cette conclusion, à laquelle je suis parvenue lentement et à contrecœur au cours des deux décennies que j'ai passées à la rédaction du *New England Journal of Medicine*[22].**

C'est ainsi que l'on comprend les études « favorables » au remdésivir à 2 000 euros, parues opportunément dans le *New England Journal of Medicine*, avant que ce médicament ne soit définitivement enterré tant son efficacité était indéfendable.

Une fois les leaders d'opinion influencés, une fois la science façonnée, il ne reste plus qu'à faire le service après-vente auprès des médecins et des étudiants en médecine.

D'où l'importance d'organiser des « congrès » sur les campus des universités. D'où l'importance d'inviter gratuitement les médecins à déjeuner ou à dîner pour qu'ils viennent *écouter la bonne parole* à ces fameux congrès.

En apparence, on y parle de science et de médecine... mais en réalité, ces congrès sont souvent des publicités déguisées pour les médicaments de Big Pharma, y compris quand ils sont organisés par des associations « respectables », comme la Fédération française de cardiologie :

> **La deuxième étape est d'assurer la promotion des produits des firmes à la tribune des congrès nationaux et internationaux organisés et financés pour cela par les firmes elles-mêmes, sur les thèmes qu'elles choisissent elles-mêmes, mobilisant à leurs côtés de nombreuses et puissantes associations**

---

21. https://www.lanutrition.fr/loeil-de-thierry-souccar/la-moitie-des-etudes-scientifiques-gangrenees-par-les-lsponsorsr
22. https://www.bmj.com/content/346/bmj.f3830/rr/652673

> de médecins. Il y a des centaines d'associations américaines, européennes ou nationales, dans le monde, qui ne survivraient pas vingt-quatre heures sans les financements que leur accorde l'industrie pharmaceutique[23].

La corruption des idées et des hommes est massive et complète.

## Tous ceux qui ont enquêté l'affirment : la corruption est systémique

Si vous avez la tête qui tourne devant cette manipulation généralisée, c'est normal, car on n'entend pas ce discours tous les jours.

Mais tous ceux qui se sont penchés sérieusement sur ce problème en ont tiré la même conclusion.

Dès 2005, un rapport cinglant de la Chambre des Communes du Royaume-Uni résumait le problème systémique posé par Big Pharma :

> « Notre préoccupation dominante vient de l'importance et de l'intensité de l'influence de l'industrie pharmaceutique, non seulement sur la médecine et la recherche, mais sur les patients, les médias, les administrations, les agences de régulation et les politiques. [...]
>
> Environ 90 % des essais cliniques sur des médicaments publiés dans les grandes revues médicales sont conduits ou financés par l'industrie pharmaceutique. Inévitablement, c'est elle qui détermine ce qui est à rechercher, mais aussi comment le rechercher et comment les résultats en seront interprétés et publiés. [...]
>
> Le cœur du problème est que l'industrie pharmaceutique est de plus en plus dominée par la pression de ses investisseurs, l'influence de son marketing et de ses agences de publicité, plutôt que par les scientifiques[24].

---

23. Philippe Even, *op. cit.*

24. https://publications.parliament.uk/pa/cm200405/cmselect/cmhealth/42/42.pdf

Certains organes de la Commission européenne ne sont pas dupes non plus, comme le confirme ce rapport « anticorruption » publié en 2014 :

> **Le secteur de la santé dans lequel la vulnérabilité à la corruption est généralisée, en ce qui concerne notamment les marchés publics et l'industrie pharmaceutique, a donné lieu à une étude plus détaillée dans plusieurs États membres. Ces pays élaborent actuellement des stratégies et des réformes pour tenter de venir à bout de la corruption dans le secteur de la santé. Les résultats tangibles sont toutefois maigres jusqu'à présent. Les commissions occultes et la corruption dans les marchés publics et le secteur pharmaceutique demeurent préoccupantes.[25]**

Même à l'ONU, pourtant désormais financée en partie par des fonds privés (la fondation de Bill Gates notamment), un rapport a pu être présenté en ces termes, en 2017 :

> **Dans de nombreux pays, la santé est l'un des secteurs les plus corrompus [...] Trois caractéristiques principales rendent le secteur de la santé particulièrement vulnérable à la corruption : les asymétries de pouvoir et le déséquilibre des informations, l'incertitude inhérente à la sélection, au suivi, à la mesure et à la fourniture des services de santé et la complexité des systèmes de santé[26].**

Et tout cela a été confirmé par des anciens dirigeants repentis de l'industrie pharmaceutique.

C'est le cas d'un ancien cadre d'Eli Lily, qui a expliqué par le menu comment il a soudoyé des professeurs de médecine pour faire autoriser le Prozac en Suède, en cachant ses effets indésirables.

Plus récemment, un ancien dirigeant de Pfizer a admis la vérité de la comparaison avec le crime organisé : « *Il est en effet*

---

25. https://ec.europa.eu/home-affairs/sites/homeaffairs/files/e-library/documents/policies/organized-crime-and-human-trafficking/corruption/docs/acr_2014_fr.pdf
26. https://www.ohchr.org/en/NewsEvents/Pages/DisplayNews.aspx?NewsID=22344&LangID=E

*effrayant de voir combien de similitudes il y a entre cette industrie et la mafia. La mafia gagne des sommes d'argent obscènes, tout comme cette industrie. Les effets secondaires du crime organisé sont des meurtres et des morts, et les effets secondaires sont les mêmes dans cette industrie. La mafia corrompt les politiciens et autres, tout comme l'industrie du médicament*[27]... »

Pour s'en convaincre, il suffit d'observer ce que fait Big Pharma depuis des années.

---

27. https://blogs.bmj.com/bmj/2013/09/10/richard-smith-is-the-pharmaceutical-industry-like-the-mafia/

#

# Comment Big Pharma règne en maître sur le médicament

Pour commencer, Big Pharma profite de son influence pour fixer des prix démesurés à ses produits, y compris, s'il le faut, en violant la loi.

Un exemple criant est celui de l'Avastin, un médicament utilisé contre le cancer, dont on s'est aperçu, en 2007, qu'il soignait aussi la dégénérescence maculaire liée à l'âge (DMLA).

C'était un problème pour l'industrie pharmaceutique, car le principal médicament contre la DMLA (Lucentis) était à l'époque vendu *33 fois plus cher* que l'Avastin. Donc, si le Lucentis avait été immédiatement remplacé par l'Avastin, cela aurait été un énorme manque à gagner pour le fabricant.

Résultat, quand les ophtalmologues ont commencé à prescrire l'Avastin contre la DMLA, les grandes manœuvres ont commencé, comme l'a révélé Isabelle Silva, la présidente française de l'Autorité de la concurrence :

> **Les laboratoires ont réalisé une véritable cartographie des médecins qui utilisaient l'Avastin contre la DMLA et qu'ils appelaient les *Avastin lovers*, Ils se sont rapprochés d'eux, ne les ont pas lâchés, les mettant en garde sur le risque d'effets secondaires de l'Avastin dans la DMLA. Ils faisaient tout pour empêcher les spécialistes renommés et influents de mener des travaux, d'intervenir dans des congrès. Plus tard, pour ralentir les procédures lancées contre eux, les deux laboratoires ont refusé de fournir des échantillons pour alimenter les études comparatives[1].**

1. https://www.leparisien.fr/economie/affaire-du-lucentis-une-amende-de-445-millions-d-euros-infligee-a-roche-et-novartis-09-09-2020-8381508.php

Et cela a fonctionné, au-delà de toutes les espérances : rien qu'en 2015, le surcoût pour la Sécurité sociale de la prescription du Lucentis plutôt que de l'Avastin était estimé à plus de 300 millions d'euros.

Il a fallu attendre septembre 2020 pour que l'Autorité de la concurrence finisse par prononcer une amende de plus de 440 millions d'euros contre les laboratoires concernés.

Mais cette amende n'est en rien dissuasive, car le « crime leur a rapporté beaucoup plus... et représenté un surcoût total de 2 milliards d'euros pour l'Assurance Maladie ![2] »

Ce scandale n'est pas un exemple isolé. Une étude publiée dans le journal médical *JAMA*, a révélé que 22 entreprises pharmaceutiques sur 26 étudiées avaient été condamnées pour activité *illicite* entre 2003 et 2016, pour un total de 33 milliards de dollars d'amendes.

Les motifs de condamnations les plus courants étaient la manipulation des prix de vente, le financement de marketing illicite ou encore des rétrocommissions[3].

Violer la loi fait partie intégrante du *business model* de Big Pharma, car cela lui rapporte presque toujours plus que cela ne lui coûte.

Mais il y a plus grave que ces dérives financières.

Ce qui est encore plus choquant, c'est la mise sur le marché, ou le maintien sur le marché, de médicaments inefficaces ou objectivement dangereux.

## Des centaines de médicaments inutiles et dangereux continuent d'être vendus

Le grand public l'ignore totalement, mais les scandales comme la Dépakine, le Médiator ou la pilule Diane 35 ne sont

---

2. https://www.leparisien.fr/economie/affaire-du-lucentis-une-amende-de-445-millions-d-euros-infligee-a-roche-et-novartis-09-09-2020-8381508.php
3. https://jamanetwork.com/journals/jama/fullarticle/10.1001/jama.2020.18740?guestaccesskey=bf354508-0f93-48b2-aea8-f948c9d4dad7

que la face émergée d'un iceberg de molécules inutiles et dangereuses.

Dès 2012, le professeur Even estimait que 50 % des médicaments étaient inutiles, 20 % mal tolérés et 5 % potentiellement très dangereux[4].

Un des exemples les plus fameux, ce sont les médicaments anti-cholestérol (statines). Bien qu'il n'y ait aucune preuve scientifique de leur bienfait en *prévention* des accidents cardiovasculaires, ils continuent à être prescrits à sept millions de Français. Alors qu'il est prouvé scientifiquement qu'ils peuvent causer de graves problèmes de santé comme le diabète[5].

Un autre exemple criant est celui des médicaments contre Alzheimer, notoirement inefficaces contre la maladie, et qui comportent des effets indésirables dangereux, parfois mortels. Il a fallu attendre l'année 2018 pour que la ministre de la Santé Agnès Buzyn finisse par accepter de les dérembourser, alors que cela faisait des années qu'on savait qu'ils faisaient plus de mal que de bien.

On notera que l'Agence du médicament n'a pas interdit aux médecins de prescrire ces médicaments notoirement dangereux, contrairement à ce qui s'est passé avec l'hydroxychloroquine.

Il faut aussi mentionner un autre scandale médicamenteux, qui ne manquera pas d'exploser au grand jour dans les années à venir : ce sont les médicaments antiacides, contre les brûlures d'estomac, dit IPP (Inexium, Mopral...), pris par 16 millions de Français chaque année.

Ces médicaments devaient au départ être utilisés quelques semaines au maximum, le temps que la paroi de l'œsophage cicatrise. Mais ils sont désormais avalés pendant des années par des millions de patients, avec des conséquences épouvantables pour leur cœur, leur cerveau et leurs reins[6].

---

4. https://www.bfmtv.com/sante/75-des-medicaments-inutiles-ou-dangereux_AN-201209130035.html
5. Voir le livre de Michel de Lorgeril, *L'Horrible Vérité sur les médicaments anticholestérol*, Thierry Souccar éditions, 2015.
6. http://www.kidney-international.org/article/S0085-2538(17)30005-4/fulltext

Des études récentes ont montré que ces médicaments causent un surcroît de 20 % de crises cardiaques[7], de 44 % de maladies d'Alzheimer chez les plus de 75 ans[8], et même de 50 % de risques d'infection à *Clostridium difficile*, une « super bactérie » potentiellement mortelle[9].

Au total, d'après une étude publiée dans le *British Medical Journal*, ces médicaments causeraient chaque année 1 mort sur 500 patients traités[10]. Ce qui signifie, rien qu'en France, au minimum 10 000 morts chaque année, à cause de ces médicaments.

Qu'a fait l'Agence du médicament, face à ce scandale des IPP ? Rien, hélas.

Encore une fois, ce n'est pas un hasard. C'est un problème systémique.

## Depuis vingt ans, les apports de l'industrie à la santé publique sont négligeables

On essaie parfois de faire croire que la toute-puissance de Big Pharma est un « moindre mal », par rapport aux innovations thérapeutiques *extraordinaires* que ces grandes multinationales apportent à la société.

Mais c'est totalement faux. D'abord, il faut bien voir que les méga-profits de Big Pharma *ne vont pas* en priorité à la recherche.

---

7. Shah NH, LePendu P, Bauer-Mehren A, Ghebremariam YT *et al.*, Proton Pump Inhibitor Usage and the Risk of Myocardial Infarction in the General Population, PLoS ONE, 2015, 10(6): e0124653. DOI:10.1371/journal.pone.0124653 June 10, 2015.
8. https://www.ncbi.nlm.nih.gov/pubmed/26882076
9. Tariq R., Singh S., Gupta A., Pardi DS., Khanna S., Association of gastric acid suppression with recurrent Clostridium difficile infection: a systematic review and meta-analysis. *JAMA Intern Med.* doi:10.1001/jamainternmed.2017.0212.
10. https://medicine.wustl.edu/news/popular-heartburn-drugs-linked-higher-death-risk/

En 2015, 95 % des bénéfices de Big Pharma ont été versés *aux actionnaires* sous forme de dividendes – soit 70 milliards d'euros au total[11].

De plus, beaucoup de molécules sont découvertes grâce à de la recherche fondamentale *publique*, donc non financée par l'industrie.

C'est le cas par exemple du médicament *Xtandi*, contre le cancer de la prostate. La molécule a été découverte grâce à des financements *publics* américains... puis développée par Big Pharma... qui se permet aujourd'hui de la vendre 100 000 dollars par an aux patients, aux frais de la collectivité[12] !

À tous les niveaux, la situation est ubuesque : Big Pharma parvient souvent à revendre aux États, à prix d'or, des molécules découvertes ou subventionnées par la recherche publique !

Il suffit de regarder ce qui se passe avec les vaccins anti-Covid, que l'industrie a réussi à nous revendre au prix fort, alors qu'ils ont fait l'objet d'avances et de subventions de centaines de millions d'euros.

Mais le problème est plus profond.

Il est vrai que Big Pharma dépense des milliards d'euros en recherche médicale, avec des budgets qui dépassent de très loin les ressources des États.

Tout naturellement, ces recherches sont entièrement focalisées sur « ce qui rapporte ».

Le vrai problème, c'est que ce qui rapporte n'est pas forcément ce qui guérit.

C'est parfois même franchement incompatible, si l'on en croit la banque d'affaires Goldman Sachs.

Dans un rapport intitulé « *Guérir les patients est-il un business model soutenable*[13] *?* », la célèbre banque répond « non » :

---

11. http://docteur.nicoledelepine.fr/wp-content/uploads/2017/02/Nicole-Delepine-ETAT-DES-LIEUX-du-Traitement-du-CANCER.pdf
12. https://www.washingtonpost.com/news/wonk/wp/2016/01/14/taxpayers-helped-fund-this-129000-cancer-drug-should-the-government-help-cut-the-price/
13. https://www.cnbc.com/2018/04/11/goldman-asks-is-curing-patients-a-sustainable-business-model.html

> **Les remèdes qui guérissent immédiatement représenteraient un intérêt formidable pour les patients et la société, mais pourraient être un obstacle pour ceux qui cherchent un *cash-flow* financier durable.**

Et voilà comment la recherche scientifique est *détournée* de l'intérêt général depuis des années. Avec des conséquences catastrophiques pour les patients.

Car le vilain secret de l'industrie pharmaceutique – et ce qui rend le système actuel franchement impardonnable –, c'est qu'elle ne découvre presque plus rien d'intéressant pour la santé publique !

C'est ce qu'a tranquillement expliqué le Pr Raoult lors de son audition devant l'Assemblée nationale[14] :

> **Au XXIe siècle, très peu de médicaments nouveaux ont permis un changement thérapeutique, ils concernent essentiellement le traitement du cancer et les hépatites C ; le reste est marginal. Pourtant, l'industrie pharmaceutique n'a jamais été aussi florissante.**

On a donc le pire des systèmes : Big Pharma découvre de moins en moins de nouveaux médicaments réellement utiles, et pourtant l'industrie n'a jamais gagné autant d'argent !

Même sur le cancer, pourtant mentionné par le Pr Raoult comme secteur où il y a eu des progrès réels, les avancées sont marginales.

Les statistiques sont implacables : aujourd'hui, on meurt presque autant du cancer qu'il y a cinquante ans[15]. Si le « taux de survie » de patients atteints du cancer est plus élevé, c'est surtout parce qu'on détecte précocement beaucoup de cancers qui n'auraient pas dégénéré.

Et pourtant, les traitements ont beau être à peine plus efficaces qu'avant... ils nous sont désormais vendus 10 à 20 fois plus cher.

---

14. http://www.assemblee-nationale.fr/dyn/15/comptes-rendus/covid19/l15covid191920028_compte-rendu

15. https://www.lanutrition.fr/bien-dans-sa-sante/les-maladies/le-cancer/cancer-lespoir-du-traitement-metabolique

Une étude parue dans le *British Medical Journal* a examiné de près les nouveaux médicaments anti-cancer approuvés entre 2009 et 2013. Conclusion : « *La plupart d'entre eux n'ont aucun bienfait en termes de survie ou de qualité de la vie*[16]. »

Aucun bienfait, donc, mais étrangement, cela ne les a pas empêchés d'être approuvés par nos autorités et vendus très cher.

Quant à la petite minorité de médicaments qui avaient une certaine efficacité, l'étude du *BMJ* montre que leur effet est globalement dérisoire : un à six mois de survie de gagnée, souvent au prix des effets secondaires terribles de la chimiothérapie.

Je sais que cela peut paraître surprenant, car les médias donnent toujours l'impression que la science et la médecine font en permanence des progrès spectaculaires.

Mais prenons le cas de l'*Herceptin*, contre le cancer du sein, célébré bruyamment lors de sa découverte : « *Herceptin révolutionne le traitement du cancer du sein* » (*Les Échos*, 2007).

Ce médicament a beau être une des principales avancées contre le cancer depuis trente ans, son impact est en réalité très modeste. Car il ne concerne que 20 % des cancers du sein, avec un bénéfice réel mais limité[17] : 11,6 % de survie à huit ans avec le médicament, contre 7,8 % sans le médicament pour les cancers les plus agressifs[18]. Au total, rapporté à *toutes les patientes victimes d'un cancer du sein*, le « gain global de guérison » n'est que de 0,45 %, selon le Dr Delépine.

Voilà la réalité d'une des plus grandes « avancées » dans le traitement du cancer depuis trente ans.

Cette pauvreté du progrès médical est d'autant plus choquante qu'il existe des solutions extrêmement prometteuses à chercher dans les molécules *non brevetables*.

---

16. http://www.bmj.com/content/359/bmj.j4530
17. https://www.ncbi.nlm.nih.gov/pubmed/26101239
18. http://docteur.nicoledelepine.fr/wp-content/uploads/2017/02/Nicole-Delepine-ETAT-DES-LIEUX-du-Traitement-du-CANCER.pdf

La vitamine D, par exemple, a fait ses preuves dans de petites études pour ralentir le cancer de la prostate, ce qui est porteur d'un grand espoir[19].

Combien d'autres molécules naturelles pourraient être utiles contre le cancer, si seulement on faisait des recherches sérieuses ?

C'est le drame de la *stérilisation de la recherche* : Big Pharma détourne la recherche médicale des traitements prometteurs en misant tout sur les nouvelles molécules brevetables.

Ce n'est pas seulement des intérêts qui sont en jeu : c'est le modèle économique du monde médical qui est perverti.

## « Cela n'intéresse personne d'utiliser des médicaments anciens »

Ce qui a gêné le monde médical, dans l'hydroxychloroquine, va bien au-delà des conflits d'intérêts avec Gilead et de son médicament remdésivir.

Comme l'a expliqué le Pr Raoult, c'est tout un modèle économique qui était menacé : « *Si, ce qui est possible, l'hydroxychloroquine est un médicament relativement général pour les infections virales respiratoires, cela veut dire qu'on avait quelque chose sous la main depuis soixante-dix ans qu'on n'a pas testé. Il est possible qu'il y en ait d'autres, des molécules aussi banales, qu'on n'a jamais testées, et qu'on n'ait pas testé des molécules qui marchaient.* »

Et en effet, il y a beaucoup d'autres molécules banales prometteuses, surtout parmi les molécules naturelles !

L'hydroxychloroquine n'est d'ailleurs pas loin d'en faire partie : le Pr Raoult répète souvent que c'est un médicament dérivé de la quinine, une molécule extraite de l'écorce d'un arbre d'Amérique du Sud !

C'est aussi le cas des *antibiotiques*, qui sauvent tant de vies. Peu de gens le savent, mais les antibiotiques sont des *molécules naturelles*, créées par des champignons ou des bactéries.

---

19. https://pubmed.ncbi.nlm.nih.gov/22508710/

Ce ne sont *pas* des molécules de synthèse, qui auraient été inventées de toutes pièces dans un laboratoire.

Comme l'a dit le Pr Raoult devant les députés, les antibiotiques ont « *trois milliards d'années* »... et c'est pour ça qu'ils sont si efficaces !

Le problème, c'est que les vieux antibiotiques, comme l'azithromycine, ne rapportent plus rien aux laboratoires pharmaceutiques, et donc presque personne ne cherche à les utiliser !

C'est un immense gâchis, car « *les antibiotiques ne sont connus que ce pour quoi ils ont été testés, alors qu'ils sont multifonctionnels – certains servent, par exemple, d'anticancéreux ou d'antiviraux* ».

De fait, quelques années avant l'affaire de l'hydroxychloroquine, le Pr Raoult avait vécu exactement la même histoire avec l'azithromycine contre le virus Zika.

Un de ses collègues, Didier Musso, avait montré l'efficacité prometteuse de cet antibiotique contre cette maladie qui cause des dégâts chez les femmes enceintes. Et pourtant, malgré sa renommée internationale, le travail du Dr Musso avait été « *le plus difficile à faire publier parmi tous ceux qu'il avait proposés jusqu'alors*[20] ».

La raison donnée par le Pr Raoult est éloquente : « *Il fallait du nouveau, et dès l'alerte lancée sur le virus Zika, des sommes pour trouver de nouveaux traitements étaient distribuées par millions.* »

Conséquence : « *Si un chercheur rusé publiait tout ça, expliquant que c'était inutile, que ces millions ne serviraient pas directement à ça et qu'il suffisait d'employer un médicament générique, cela mettrait en l'air des décisions politiques importantes et des financements majeurs, et donc irait totalement à contre-courant.* »

On voit à quel point c'est le monde de la recherche dans son ensemble qui est contaminé par les milliards d'euros déversés par Big Pharma.

Les chercheurs qui promeuvent des molécules non brevetables sont à « contre-courant » du monde scientifique. Ils n'obtiennent aucune subvention par les laboratoires pour leurs recherches. Ils ne sont pas invités aux prestigieux congrès organisés par l'industrie.

---

20. Didier Raoult, *Épidémies : vrais dangers et fausses alertes*, Michel Lafon, 2020.

Quand ils font des découvertes prometteuses sur de vieilles molécules, leurs recherches sont ignorées, marginalisées. Et s'ils ont le malheur de devenir populaires, comme le Pr Raoult avec l'hydroxychloroquine, ils sont violemment critiqués, voire attaqués en justice.

Heureusement pour lui, le Pr Raoult n'est pas un chercheur marginal. Il était impossible de le faire taire ou de le démettre de ses fonctions, contrairement à la plupart des scientifiques, qui sont sur des sièges éjectables.

C'est ce qui lui a permis d'exposer l'envers du décor, y compris sur des médias à grande écoute :

« *Tout notre modèle scientifique et économique est basé sur le développement de nouvelles molécules. C'est une affaire financière et culturelle : l'idée qu'on va répondre chaque fois avec une molécule extrêmement chère* », avait expliqué le Pr Raoult sur BFM TV.

Sur la chaîne I24news, il avait enfoncé le clou :

> **Si vous dites maintenant, alors qu'on dépense des centaines et des centaines de millions pour trouver de nouvelles molécules, qu'il suffit de recycler des molécules anciennes qui sont génériquées et qui ne coûtent rien, vous sciez toute une branche de la science qui s'est développée depuis vingt ans et donc vous avez les plus grandes difficultés à trouver des gens qui regardent cela avec un œil favorable.**

Vous comprenez pourquoi nos grands pontes n'ont même pas besoin d'être financés *directement* par Gilead pour être très sceptiques vis-à-vis des anciennes molécules peu coûteuses.

L'immense majorité des scientifiques sont financés, directement ou indirectement, par Big Pharma. Donc, si on mettait un coup d'arrêt à ce système perverti, tout ce petit monde scientifique perdrait énormément d'argent et de prestige.

C'est pourtant dans les vieilles molécules ou les traitements naturels que se trouve l'avenir de la médecine, pour les malades.

## Les percées médicales du XXIe siècle seront « naturelles »

C'est encore le Pr Raoult lui-même, pourtant peu suspect d'être un partisan des médecines alternatives, qui en a donné le meilleur exemple lors de son audition à l'Assemblée nationale.

Il a déclaré que le traitement le plus révolutionnaire contre les maladies infectieuses... est un traitement *naturel*, fondé sur le microbiote :

> **Le microbiote est un changement de perspective majeur.**
> **Rendez-vous compte que le médicament le plus révolutionnaire du XXIe siècle pour les maladies infectieuses, si l'on excepte le traitement de l'hépatite C, c'est la greffe fécale !**
> **On sauve des gens en leur faisant une greffe fécale.**

En effet, la « greffe fécale » est aujourd'hui le meilleur traitement contre une bactérie qui fait des ravages chez les personnes âgées : *Clostridium difficile* (ou *C. difficile*)[21].

Le Pr Raoult connaît bien cette thérapie étonnante de « transplantation du microbiote » (greffe fécale), car il la pratique et l'étudie lui-même à son IHU de Marseille.

Concrètement, cela consiste à réimplanter les matières fécales d'un *sujet sain* dans le côlon du malade, par endoscopie. Ce n'est peut-être pas très appétissant, mais c'est naturel, et ça sauve des vies.

Le « problème », c'est que cette thérapie ne rapporte rien à personne. Elle ne plaît donc pas du tout à l'industrie pharmaceutique.

« *Ça irrite ceux qui voudraient le commercialiser*, a confirmé le Pr Raoult, *parce que c'est quelque chose qui ne peut pas rapporter d'argent. Et pourtant, elle permet de traiter la maladie émergente la plus violente qu'on ait connue en France depuis vingt ans, avec 2 500 morts déclarées par an – peut-être le double en réalité.* »

Encore une fois : l'essentiel de la recherche médicale est focalisé sur la découverte de *nouveaux médicaments chimiques brevetables*, conçus pour être vendus à prix d'or.

---

21. https://www.sciencedirect.com/science/article/pii/S0399077X18303068

Résultat : 99 % des scientifiques du monde entier se désintéressent totalement de méthodes ou molécules anciennes, naturelles ou peu coûteuses... et potentiellement ultra-efficaces !

Certes, le Pr Raoult n'a jamais défendu les médecines naturelles *en soi*. Ce qu'il défend, c'est la réutilisation d'*anciennes molécules* pour de nouveaux problèmes.

Mais *dans les faits*, ces « anciennes molécules » sont souvent des molécules naturelles, ou issues de la nature !

Fin 2019, le magazine *L'Express* a publié un article très bien fait sur cette question cruciale du « repositionnement » des vieilles molécules[22].

Une nouvelle fois, parmi les « médicaments anciens » cités dans l'article, la molécule la plus prometteuse est 100 % naturelle.

Il s'agit du Mucomyst, un vieux médicament utilisé contre le rhume, et qui n'est rien d'autre qu'une molécule naturelle, un acide aminé appelé *N-acétylcystéine* (et dont on a vu précédemment qu'il était aussi très prometteur contre la Covid-19).

Comme cette molécule est connue pour fluidifier les bronches, des scientifiques de l'INSERM, du CHU et de l'université de Caen ont eu l'idée de la tester contre les accidents vasculaires cérébraux (AVC), en intraveineuse, pour fluidifier les caillots sanguins.

Et les résultats ont été « *spectaculaires* » : « *Même les caillots résistants aux meilleurs traitements disponibles ont été dissous* », a déclaré le Pr Denis Vivien.

Ce genre de découvertes est d'autant précieux que ces vieilles molécules peuvent être très rapidement mises sur le marché, contrairement aux nouveaux traitements.

Et pourtant, ce que fait ce professeur Vivien à Caen est *l'exception*, et non la règle de la recherche médicale.

Comme personne ne peut gagner d'argent avec des molécules comme la *N-acetylcystéine*, presque personne ne s'y intéresse !

---

22. https://www.lexpress.fr/actualite/societe/sante/viagra-ketamine-propranolol-comment-faire-du-neuf-avec-nos-vieux-medicaments_2110682.html

Les Pr Raoult et Vivien sont vraiment des oiseaux rares dans le monde universitaire.

Si seulement la moitié des scientifiques faisait comme eux, la médecine ferait des progrès spectaculaires.

Toutes les molécules dont on a parlé, comme la quercétine ou les huiles essentielles sont hyper-prometteuses pour beaucoup de pathologies… mais n'ont *jamais été testées* correctement, faute de financement et d'intérêt des labos.

Et le monde scientifique ne veut surtout pas changer de système, car ce serait reconnaître qu'il s'est dramatiquement fourvoyé depuis au moins trente ans.

Ce serait aussi couper drastiquement les financements généreux de l'industrie pharmaceutique, qui font vivre confortablement le monde de la recherche médicale.

Voilà ce qui explique l'omerta incompréhensible sur des traitements naturels qui auraient pu sauver des dizaines de milliers de vies emportées par la Covid-19.

Et les mêmes mécanismes expliquent l'obsession pour la vaccination.

#

# Le vaccin, nouvelle poule aux œufs d'or de Big Pharma

Il faut bien comprendre que les vaccins sont devenus une manne financière considérable pour Big Pharma.

Le chiffre d'affaires mondial des vaccins était de 5 milliards de dollars en 2000. En 2018, il était à plus de 50 milliards. Et il est projeté à 80 milliards en 2025[1].

Cette explosion des profits sur la vaccination permet de compenser l'absence totale de vraies découvertes pour la santé des patients.

Comme on l'a vu, cela fait des années que l'industrie pharmaceutique ne découvre presque plus rien contre les maladies chroniques : Alzheimer, diabète, hypertension, surpoids, arthrose, etc.

C'est à l'aune de ce marasme qu'il faut comprendre l'essor extraordinaire de la vaccination, comme l'explique bien le Dr Michel de Lorgeril, dans son livre remarquable *Introduction à la médecine des vaccins :*

> **L'industrie du médicament classique a connu une grave crise d'innovation et a misé sur les vaccins pour compenser la chute des chiffres d'affaires attendue autour des années 2010-2015.**
> **Un atout majeur des vaccins, c'est qu'ils ne sont pas génériques. Les vaccins ont ainsi accédé au statut de blockbusters, un chiffre d'affaires supérieur au milliard de dollars.**

1. https://www.bilan.ch/economie/le_marche_des_vaccins_proche_de_80_milliards_de_dollars_en_2025

**Mieux, quand les États ou des ONG passent commande, les industriels échappent aux problèmes des stocks et des invendus : marché captif et garanti.**

De fait, les vaccins ont tout pour plaire à Big Pharma, d'un point de vue financier :

- Car on peut vacciner toute la planète, soit près de 8 milliards de personnes, sans compter les *rappels* éventuels – c'est donc beaucoup mieux qu'un *traitement*, même hors de prix, qui ne concerne que les malades.
- Et en plus, les autorités publiques sont là pour aider l'industrie : l'État peut rendre le vaccin obligatoire, et décide généralement d'indemniser les victimes d'effets indésirables !

Bref, c'est le *business idéal* : largement financé sur fonds publics, vendu à toute la planète, et sans risque d'être poursuivi en justice par les victimes d'accidents vaccinaux.

Voilà pourquoi Big Pharma s'acharne à essayer de trouver de nouveaux vaccins : il y en a plus de 150 en préparation, alors que nous n'avons aucun besoin d'autant de vaccins.

Mais là encore, ces recherches font vivre des milliers de scientifiques à travers le monde.

Et c'est l'une des raisons qui expliquent l'obsession *déraisonnable* pour la vaccination dans le monde médical.

## Le précédent du vaccin contre le sida

Cela a commencé avec la quête d'un vaccin contre le sida. Des chercheurs indépendants sont sceptiques depuis longtemps sur cette recherche[2], pour une raison simple et évidente.

Contrairement à la grippe ou à la rougeole, le sida ne crée aucune *réponse immunitaire naturelle*... ce qui rend

---

2. https://www.lepoint.fr/invites-du-point/didier_raoult/raoult-pourquoi-il-n-y-a-pas-de-vaccin-contre-le-sida-et-le-paludisme-30-09-2014-1867837_445.php

*particulièrement peu probable* la capacité des scientifiques à en fabriquer une, de toutes pièces !

Mais la découverte d'un vaccin contre le sida était un business *hyper juteux*, avec la perspective de vacciner la population mondiale, avec des « rappels » à intervalles réguliers.

Et voilà comment des milliards d'argent privé et public ont été déversés pour trouver ce vaccin – et il faut bien comprendre que cet argent n'est pas perdu pour tout le monde.

Mais il n'y a que des « renégats » comme le Pr Raoult qui osent le dire haut et fort :

> **C'est une des raisons pour lesquelles une partie de la communauté scientifique du sida me déteste, car si les gens me croient, cela va leur couper une source qui leur a permis de dépenser des milliards[3].**

Avec cette critique de certains vaccins, on comprend encore mieux le tir de barrage contre le Pr Raoult. Aux yeux du « système », il est doublement fautif. Non seulement il proposait un *médicament ancien et peu coûteux* plutôt qu'une molécule nouvelle et juteuse, mais en plus, il ne croyait pas du tout à l'intérêt de chercher un *vaccin* contre la Covid-19 – alors que cela occupait des milliers de scientifiques partout dans le monde : « *Il est déjà difficile de vacciner correctement contre la grippe, alors contre un nouveau virus... Honnêtement, la chance qu'un vaccin pour une maladie émergente comme le coronavirus devienne un outil de santé publique est proche de zéro*[4]. »

Mais l'obsession vaccinale et l'appât du gain l'ont emporté sur le bon sens.

Et là encore, il faut aller au-delà de la Covid-19 : car la focalisation excessive sur la vaccination cause de vrais problèmes sanitaires.

---

3. https://www.radioclassique.fr/magazine/articles/donald-trump-sous-chloroquine-je-netais-pas-au-courant-assure-didier-raoult/
4. https://www.parismatch.com/Actu/Sante/Professeur-Didier-Raoult-Je-suis-un-renegat-1683722

Son plus gros problème est qu'elle est un frein aux *vraies mesures de prévention efficaces* contre les maladies infectieuses.

## Contre les maladies de l'hiver, l'obsession catastrophique du vaccin

On le voit bien avec le vaccin contre la grippe. Chaque année, face aux virus de l'hiver, les autorités misent absolument *tout* sur les vaccins.

Chaque début de l'automne, on vous dit qu'il faut vous faire vacciner contre la grippe.

C'est le seul et unique message que les autorités communiquent. Et c'est irresponsable, car on oublie toujours de dire qu'il existe plus de 200 autres virus qui causent les mêmes symptômes que la grippe: picornavirus, métapneumovirus, virus respiratoire syncytial, rhinovirus... et les coronavirus!

Des chercheurs de l'Institut national pour la santé (NIH) des États-Unis ont chiffré la proportion de «vraies grippes» à 14% des cas[5]! Seule une grippe sur sept serait donc une «vraie grippe»!

Or, le vaccin contre la grippe est totalement impuissant contre tous ces autres virus.

Voilà une raison évidente de conseiller aux personnes vulnérables de *renforcer leurs défenses immunitaires naturelles* contre les infections en général... plutôt que de tout miser sur le vaccin contre la grippe!

Et en plus, le vaccin contre la grippe n'est pas efficace à 100%, loin de là.

Selon la synthèse des études la plus reconnue, réalisée par la Fondation Cochrane, «*les preuves disponibles sont de mauvaise qualité et ne donnent aucune indication quant à l'innocuité,*

---

5. 2008-2009 Influenza Season Week 15 ending April 18, 2009. FluView: A Weekly Influenza Surveillance Report Prepared by the Influenza Division (Centers for Disease Control and Prevention). 24 April 2009.

*l'efficacité potentielle et réelle des vaccins antigrippaux pour les personnes de 65 ans et plus*[6] ».

Le vaccin contre la grippe n'a donc prouvé aucune efficacité chez les personnes vulnérables, qu'on conseille pourtant de se faire vacciner. On en a régulièrement des confirmations tragiques, comme en 2016 à Lyon, où 13 résidents d'une maison de retraite sont décédés, dont six étaient vaccinés contre la grippe[7].

Le vaccin est peu efficace contre la grippe, et totalement inefficace contre les autres infections hivernales.

Et pourtant, on ne parle que du vaccin, chaque automne.

Alors qu'il existe de nombreuses solutions alternatives efficaces, comme faire le plein de vitamine D, très efficace contre les infections respiratoires en général, et la grippe en particulier.

L'obsession pour la vaccination peut aussi causer des problèmes sanitaires, car les vaccins, comme n'importe quel médicament, peuvent être plus dangereux qu'utiles.

L'exemple du vaccin contre le rotavirus est frappant.

Pendant l'épidémie de Covid-19, certains experts ont essayé de promouvoir ce vaccin, censé protéger les bébés contre le virus de la gastro.

Et c'est ainsi que l'Académie de médecine a publié, à l'été 2020, un communiqué intitulé : « *Covid-19 : une opportunité pour vacciner les nourrissons contre les infections à rotavirus.* »

Selon eux, le vaccin anti-rotavirus permettrait de réduire les hospitalisations de bébés souffrant de gastro. Et donc, l'intérêt serait d'alléger la charge sur les hôpitaux cet hiver, au moment où il pourrait risquer d'y avoir une « deuxième vague ».

Mais c'est une preuve manifeste que les sociétés savantes sont manipulées, jusqu'à faire des recommandations absurdes qui n'arrangent que Big Pharma.

Car il n'y a aucun lien direct entre l'hospitalisation des bébés et des adultes. Les services de pédiatrie des hôpitaux et les

---

6. https://www.cochrane.org/fr/CD004876/ARI_les-vaccins-pour-la-prevention-de-la-grippe-saisonniere-et-de-ses-complications-chez-les-personnes
7. https://www.la-croix.com/Sciences/Sante/Grippe-meurtriere-dans-maison-retraite-Lyon-2017-01-08-1200815569

urgences pédiatriques n'ont rien à voir avec les services qui accueillent les malades de la Covid.

Donc, même si la vaccination réduisait le nombre d'hospitalisations de bébés, cela ne soulagerait pas les équipes chargées d'accueillir les malades de la Covid.

Mais le plus choquant, c'est que ce vaccin anti-rotavirus est inutile et dangereux.

*Inutile*, parce que la véritable cause des hospitalisations des bébés souffrant de gastro, c'est la déshydratation. Pour l'éviter, il suffirait de donner à toute maman qui sort de la maternité du « *soluté de réhydratation orale* », à donner à son bébé en cas de gastro. Mais on ne parle pas de cette solution simple, qui ne coûte que quelques euros. On préfère nous vendre le vaccin anti-rotavirus, qui coûte entre 130 et 150 euros pièce, et qui est toxique.

Car c'est bien ce vaccin-là qui a conduit à ces grands titres de presse, il y a cinq ans :

> ***Deux bébés sont morts après avoir été vaccinés contre la gastro-entérite*** **(*Le Monde*, 1er avril 2015).**
> ***Des vaccins contre la gastro-entérite ont bien causé la mort de deux bébés*** **(*Le Figaro*, avec AFP, 31 mars 2015).**

C'est l'*Agence nationale du médicament* (ANSM) qui l'a confirmé à la presse. Logiquement, le Haut Conseil de la santé publique a par la suite arrêté de recommander ce dangereux vaccin.

Mais voilà que certains experts ont voulu profiter de la crise de la Covid-19 pour faire revenir ce vaccin dangereux.

C'est d'autant plus absurde que ce vaccin pourrait aussi augmenter le risque *d'infections respiratoires* des nourrissons.

C'est ce que l'agence américaine du médicament, la FDA, avait découvert, grâce à une étude réalisée dans six pays européens : « *Les décès de nourrissons liés à une pneumonie étaient significativement plus élevés pour le groupe qui a reçu le Rotarix par rapport à celui qui a reçu le placebo*[8]. »

---

8. https://www.fda.gov/media/75767/download

Voilà des raisons très fortes d'éviter ce vaccin très douteux. D'un côté, vous avez zéro risque de mortalité pour votre bébé si vous l'hydratez correctement en cas de gastro. Et de l'autre côté, vous avez un risque, infime mais réel, que le vaccin tue votre bébé ou le rende malade.

Comment expliquer, autrement que par le poids de l'idéologie de Big Pharma, que la *Société française de pédiatrie* ait recommandé ce vaccin[9] ?

Il faut ajouter que l'obsession pour la vaccination s'appuie aussi sur un grand malentendu.

Non seulement on a tendance à sous-estimer les risques des vaccins, mais on a aussi tendance à en exagérer les mérites, et à inquiéter inutilement la population en cas de vaccination insuffisante.

## Même les vaccins les plus efficaces ne sont pas vitaux : l'exemple de la rougeole

On l'a vu avec la grippe : on essaie, tous les hivers, de faire peur aux gens sur la gravité de cette maladie, alors que ce n'est qu'un des nombreux virus problématiques de l'hiver.

À l'inverse, on ne parle jamais du virus respiratoire syncytial (VRS), qui fait presque autant de morts. La différence ? Il y a un vaccin contre la grippe à promouvoir, et aucun contre le VRS.

On a le même phénomène avec la rougeole, dont on parle beaucoup, et la varicelle, dont on ne parle jamais.

Avant la crise de la Covid-19, les autorités tiraient régulièrement la sonnette d'alarme au moindre cas de rougeole.

---

9. https://www.mesvaccins.net/textes/2020-coronavirus_lettre_ouverte_rentree_scolaire_def.pdf

Au début de l'année 2019, la ministre de la Santé Agnès Buzyn s'alarmait de quelques cas de rougeole dans toutes ses interventions publiques[10] !

Ces réactions enflammées sur la rougeole ne sont pas franco-françaises. En Hongrie, la Cour constitutionnelle a autorisé l'État à retirer les enfants à leurs parents, s'ils s'opposent à la vaccination contre la rougeole[11]. À New York, en 2019, le maire est allé jusqu'à obliger plus de 200 000 habitants à se faire vacciner contre la rougeole sous 48 heures[12], simplement parce qu'il y avait eu « *285 cas de rougeole* ». Au « pays de la liberté », les États-Unis, on a donc vacciné de force simplement parce qu'il y avait eu « *285 cas de rougeole* » !

Cette hystérisation du débat sur la rougeole est frappante, quand on prend un peu de recul.

Il n'y a pas si longtemps en France, il y avait 400 000 cas de rougeole par an, et on n'en faisait pas toute une histoire. De fait, la rougeole n'a jamais été un grave problème de santé publique.

Avant la généralisation de la vaccination au début des années 1980, il y avait environ 25 morts par an en France dues à la rougeole.

C'est 25 morts de trop, bien sûr, mais ce n'est pas le cataclysme qu'on nous annonce régulièrement en cas d'arrêt de la vaccination.

Cette focalisation sur la rougeole est encore plus suspecte quand on la compare avec le discours des autorités sur la *varicelle*.

Car ces deux maladies sont très similaires : ce sont des maladies *infantiles*, très contagieuses, qui touchent 75 à 90 % des enfants d'une classe d'âge dans les pays occidentaux.

---

10. http://www.leparisien.fr/societe/sante/on-est-vu-comme-le-pays-capable-de-propager-la-rougeole-dans-le-monde-selon-buzyn-03-03-2019-8024055.php

11. https://ktelegram.com/in-hungary-the-court-allowed-to-take-from-the-families-of-non-vaccinated-children/12854/

12. http://www.lefigaro.fr/sciences/flambee-de-rougeole-dans-un-quartier-branche-de-new-york-20190412

Même le nombre de morts est très similaire : 25 pour la rougeole, en moyenne, de 1979 à 1984 (date du début de la vaccination), contre 17 pour la varicelle sur la même période.

Sans vaccination, donc, la rougeole était à peine plus dangereuse que la varicelle.

Pourtant, ces dernières années, il y a eu énormément de propos enflammés sur la rougeole et la vaccination, sans commune mesure avec la réalité du risque de cette maladie. La différence ? La population mondiale est vaccinée contre la rougeole, mais pas contre la varicelle.

C'est un exemple supplémentaire que le discours public est façonné par les intérêts de Big Pharma.

Mais le problème est désormais plus profond : c'est notre rapport aux microbes qui a été entièrement remodelé, pour correspondre à l'intérêt de l'industrie et de ses 150 vaccins en préparation.

On est entré dans une idéologie de l'*éradication* du plus grand nombre de virus et de bactéries possible – alors que ce n'est ni possible ni souhaitable pour notre santé.

## Le rêve illusoire et dangereux d'éradiquer les maladies infectieuses

Pour appuyer cette idéologie, l'industrie s'appuie sur un succès médical incontestable : l'éradication de la variole.

Depuis 1979, le virus de la variole *n'existe plus* sur Terre, à part dans quelques laboratoires sécurisés.

Mais la variole est une *exception* dans les maladies infectieuses, et non un modèle qu'il serait facile de répliquer.

Pour une raison simple : il n'existe pas de « porteur sain » de la variole. C'est-à-dire qu'on ne peut pas avoir le virus sans être malade.

Cela signifie que le jour où il n'y a plus aucun malade manifestement atteint de la variole, la maladie peut être considérée comme éradiquée : il ne peut pas y avoir de *réservoir invisible*, comme c'est le cas pour de nombreuses autres maladies infectieuses.

La variole n'est pas non plus un modèle, car contrairement au mythe, la vaccination n'a pas réussi à elle seule à éradiquer ce virus. Le succès final n'a été permis que par une *combinaison* de la vaccination avec des mesures très fortes de surveillance et d'endiguement.

C'est ce qu'a expliqué l'Organisation mondiale de la santé en 1980, quand elle a publié un rapport sur les raisons du succès de l'éradication de la variole[13] :

> **Les campagnes d'éradication reposant entièrement ou essentiellement sur la vaccination de masse furent couronnées de succès dans quelques pays, mais échouèrent dans la plupart des cas.**
> **Pour extirper la variole de ces pays avec les moyens disponibles, il fallait absolument changer de stratégie. [...] La stratégie n'était plus exclusivement axée sur la vaccination de masse mais privilégiait également la surveillance.**

Donc, la simple vaccination généralisée n'aurait jamais pu à elle seule venir à bout de la variole. Vu la spécificité de la maladie, des mesures étroites de surveillance étaient essentielles.

Pensez à Ebola : ce n'est pas un vaccin qui a mis fin aux épidémies : il a suffi de mettre en place des stratégies de « quarantaine » des malades et des zones touchées.

Mais dans l'opinion publique, et dans le monde scientifique, le « mythe » de l'éradication est né avec le cas de la variole.

Et c'est ainsi qu'est apparue l'idée « *d'éliminer* » d'autres maladies comme la *rougeole* ou *l'hépatite C*. Mais le problème est que ces maladies n'ont rien à voir avec la variole.

La variole fait partie des maladies qui disparaissent naturellement, *avec ou sans vaccination*.

C'est le cas de la peste, du choléra, de la gale ou encore de la lèpre. Ces maladies ont-elles disparu des pays occidentaux grâce à la vaccination ? Pas du tout, le vaccin n'existe pas ; ce sont les progrès de l'hygiène et de la nutrition qui ont balayé ces maladies.

---

13. https://apps.who.int/iris/bitstream/handle/10665/191019/WHA33_3_fre.pdf;jsessionid=0DBEAFA9E95E4BDBA4097784E740F61E?sequence=1

Pensez aussi à la tuberculose, qui tuait tant de monde au XIXe siècle. Depuis quelques années, le vaccin n'est plus obligatoire en France, ni même recommandé.

Même les professionnels de santé et les assistantes maternelles ne se font plus vacciner contre la tuberculose, alors que cette maladie tue 500 personnes chaque année en France.

Pourquoi ? Parce que le vaccin est notoirement inefficace[14], et parce que les personnes ayant une hygiène de vie normale ne risquent rien : cette maladie ne frappe que les personnes *fragilisées* : sans domicile fixe, migrants, et détenus[15].

Là encore, c'est l'hygiène de vie et la nutrition qui protègent le mieux de la tuberculose, pas la vaccination.

Au total, de nombreuses maladies infectieuses ont disparu de nos contrées, sans qu'on puisse l'attribuer à la vaccination.

Mais si vous regardez bien, les maladies infantiles comme la rougeole sont très différentes.

Car la rougeole n'a pas reculé d'un pouce au XXe siècle. En 1980, avant la vaccination de masse, la rougeole touchait encore *la plupart des enfants français* !

Pareil pour la varicelle : aujourd'hui en France, cette maladie continue de toucher 500 000 à 700 000 enfants chaque année.

Ni les progrès de la nutrition ni les progrès de l'hygiène n'ont éliminé ces maladies. Il est donc certainement impossible de parvenir à les *éradiquer* de la face du monde.

Mais l'idéologie de l'éradication est désormais très répandue. C'est un discours dangereux, car faire croire à la possibilité de l'éradication rend *insupportable* la moindre infection.

Cela provoque une phobie généralisée des microbes, qui conduit à des peurs irrationnelles.

---

14. https://www.mesvaccins.net/web/news/13541-un-decret-suspend-l-obligation-professionnelle-de-vaccination-contre-la-tuberculose-par-le-vaccin-bcg

15. http://www.infectiologie.com/UserFiles/File/formation/desc/2017/seminaire-octobre-2017/cours-vendredi-13-oct./epidemiologie-tuberculose-jp-guthmann.pdf

Une fois encore, c'est le Pr Raoult qui l'a exprimé le mieux, face à David Pujadas : « *Je pense que ce pays vit une erreur dramatique, qui est la dramatisation perpétuelle. Qu'est-ce qu'on va suggérer ? Que tout le monde reste enfermé toute sa vie parce qu'il y a un virus ? Mais vous êtes tous fous, vous êtes devenus tous cinglés*[16]. »

Cette folie ne sort pas de nulle part : elle vient d'une dramatisation des microbes, liée à l'illusion que l'on pourrait les éradiquer, et façonnée par les intérêts de ceux qui veulent vacciner massivement contre le plus grand nombre de maladies possibles et imaginables.

C'est comme cela qu'on arrive à une situation absurde où la vaccination, qui est un outil thérapeutique utile mais critiquable, est devenue une vache sacrée intouchable.

« *La vaccination, cela ne se discute pas*[17] », avait déclaré Marisol Touraine à propos de la polémique sur la toxicité de l'aluminium vaccinal.

Et en effet, on autorise de moins en moins les discours critiques sur la vaccination, notamment sur Internet, du fait de l'activisme de YouTube[18], Facebook[19], Instagram[20] et Amazon[21], qui n'hésitent pas à faire la police sur ce sujet.

À l'automne 2020, Facebook a même annoncé qu'il exercerait une censure impitoyable sur toute annonce publicitaire visant

---

16. https://www.lalibre.be/international/europe/echange-tendu-entre-didier-raoult-plus-que-jamais-sur-de-lui-et-david-pujadas-mais-vous-etes-devenus-tous-cingles-5f996efd7b50a6525b9bc594
17. https://www.lemonde.fr/medecine/article/2015/06/29/les-vaccins-ca-se-discute_4664144_1650718.html
18. https://www.20minutes.fr/high-tech/2460115-20190226-messages-anti-vaccins-pinterest-youtube-luttent-contre-fake-news-medicales
19. https://www.bfmtv.com/economie/comment-facebook-veut-mettre-fin-aux-messages-anti-vaccins-1647848.html
20. https://www.bbc.com/news/technology-48227377
21. https://www.pcmag.com/news/366914/amazon-pulls-anti-vaccination-documentaries-from-prime-video

à dissuader les gens de se faire vacciner contre la Covid-19[22], malgré toutes les questions réelles, scientifiques, que suscitent ces vaccins !

Cette alliance entre Big Pharma et les Big Tech pour le contrôle de l'information médicale est une étape supplémentaire dans la toute-puissance de l'industrie pharmaceutique. Peut-être même la plus inquiétante pour l'avenir.

---

22. https://www.midilibre.fr/2020/10/14/facebook-sen-prend-aux-anti-vaccins-le-reseaux-social-veut-interdire-les-messages-dissuasifs-9138122.php

# CONCLUSION : LE COMBAT DU XXI^e^ SIÈCLE

Après cette crise du coronavirus, un combat *magistral* va commencer. Une lutte à mort entre *deux camps irréconciliables*.

Les enjeux sont immenses. Nous avons un choix de civilisation à faire, entre deux voies possibles :

- soit le bon sens écologique, l'humanité et la liberté ;
- soit le « tout-chimie », la surveillance et la censure.

Qui va gagner ? Cela dépend de notre réaction à *tous*.

## Réveillons-nous ! Voici la vie qu'ils veulent nous imposer

Voici ce qu'a déclaré le Dr Anthony Fauci, le patron de la réponse sanitaire aux États-Unis :

> **Je pense que nous ne devrions plus jamais nous serrer la main[1].**

Derrière cette phrase stupide, il y a une idéologie précise, profonde et dangereuse.

Il est très important d'en être conscient, alors voici ses quatre éléments fondamentaux :

### 1. Les virus et bactéries seraient des « ennemis mortels » du genre humain

Ils veulent nous empêcher de nous serrer la main, comme si les microbes étaient *toujours* des ennemis à abattre.

Mais c'est une erreur colossale, comme l'ont montré les découvertes récentes sur le microbiote.

---

1. https://time.com/5818134/anthony-fauci-never-shake-hands-coronavirus/

En réalité, nous formons une véritable « symbiose » avec les bonnes bactéries qui pullulent dans notre intestin, sur notre peau et un peu partout dans notre corps.

On commence à comprendre que les bactéries peuvent être des alliées… et ce qui nous rend malades, ce sont généralement les *déséquilibres* bactériens.

Prenez la bactérie *Helicobacter pylori*, qui a été *diabolisée* depuis qu'on a découvert qu'elle est impliquée dans les ulcères de l'estomac.

Des chercheurs commencent à admettre que cette bactérie n'est *pas mauvaise en soi.* Au contraire, *Helicobacter pylori* aurait aussi des effets *positifs* pour la santé, notamment contre l'obésité[2] et l'inflammation chronique[3].

Des chercheurs ont même découvert, à leur stupéfaction, que les gènes de cette bactérie *améliorent* le fonctionnement de nos intestins et pourraient éloigner les maladies inflammatoires[4].

Il faut dire que *Helicobacter pylori* cohabite avec l'homme depuis au moins 50 000 ans. Il n'est donc pas étonnant que nous ayons appris à vivre en harmonie avec elle, comme avec la plupart des microbes qui nous entourent.

Et on commence à se rendre compte qu'il ne faut surtout pas les traiter en ennemis. Ainsi, on sait aujourd'hui que les « savons antibactériens » sont catastrophiques pour la peau, car celle-ci a besoin de bonnes bactéries pour être en bonne santé.

On commence aussi à prendre conscience que l'explosion de l'asthme et des allergies est probablement liée à *l'hygiénisme excessif* de notre époque. Une étude québécoise a même montré que les parents qui lavent leur vaisselle *à la main* (plutôt qu'au lave-vaisselle) ont des enfants moins touchés par l'eczéma ou l'asthme allergique[5].

---

2. https://www.futura-sciences.com/sante/actualites/medecine-bacterie-virulente-nous-protegerait-obesite-diabete-44553/
3. https://www.tandfonline.com/doi/pdf/10.1586/egh.11.69
4. https://www.revmed.ch/RMS/2011/RMS-296/Helicobacter-pylori-comment-une-infection-en-limite-une-autre
5. http://pediatrics.aappublications.org/content/early/2015/02/17/peds.2014-2968

Ce ne sont pas les virus et les bactéries en eux-mêmes qui nous rendent malades.

Ce sont les *déséquilibres* dans notre corps et notre environnement qui permettent aux microbes de devenir « pathogènes ». C'est, il faut le répéter, ce qu'avait reconnu le grand Pasteur, sur son lit de mort : « *Béchamp avait raison : le microbe n'est rien, le terrain est tout.* »

Et ce qui vaut pour les bactéries vaut également pour les virus. On vient par exemple de découvrir que *certains virus nous protègent des infections bactériennes*. En effet, le *mucus* de notre nez apparaît rempli de virus « bactériophages », qui soutiennent notre réponse immunitaire contre certaines bactéries[6]. Ces virus seraient donc des « *membres permanents de notre système immunitaire* », comme le dit joliment *Futura Science*[7].

En fait, il existe quantité de *symbioses* harmonieuses entre les virus, les bactéries et nous, mais elles sont très complexes, et nous commençons à peine à les découvrir.

Et pourtant, plutôt que de préserver et respecter ces équilibres, nous n'avons fait qu'essayer de les détruire.

## 2. La folle « course aux armements » contre la nature

Après la Seconde Guerre mondiale, l'homme s'est cru « tout-puissant », avec sa chimie et son progrès technique.

Il est vrai que la découverte des antibiotiques a été un petit miracle. Mais on s'est mis à en abuser… jusqu'à ce qu'on découvre que les bactéries peuvent devenir *résistantes* aux antibiotiques. Tout est comme cela, dans la nature : on ne peut pas créer de déséquilibres impunément.

Il s'est passé exactement le même désastre avec :

- les *herbicides*, qui finissent par créer des herbes résistantes, comme les amarantes résistantes au Roundup qui se développent en Amérique du Sud ;

6. https://www.pnas.org/content/110/26/10771
7. https://www.futura-sciences.com/sante/actualites/medecine-virus-bacteriophages-mucus-nous-preservent-infections-46573/

- ou les *fongicides* (anti-champignons), utilisés à forte dose depuis les années 1970 et qui ont fini par créer des champignons très agressifs, qui peuvent nous rendre malades (ils se cachent dans les moisissures de nos foyers)[8].

Et c'est aussi la même chose avec les *vaccins*. À force de les utiliser, les germes s'adaptent, mutent et résistent.

Chaque fois, la réponse des scientifiques est une « fuite en avant » du progrès : il faut de nouveaux antibiotiques, de nouveaux pesticides, de nouveaux vaccins... Mais tout cela crée des déséquilibres ailleurs, dont les effets sont imprévisibles et peuvent finir par nous *sauter à la figure*.

La preuve avec le coronavirus Sars-CoV-2 : plusieurs études ont montré que certains coronavirus courants, ceux qui causent des infections hivernales classiques (rhumes), protègent contre les formes graves de la Covid-19[9].

C'est une des raisons pour lesquelles les enfants semblent si bien protégés contre la Covid-19 : ils attrapent souvent les virus de l'hiver, ce qui leur a donné une immunité préexistante.

Par conséquent, si l'on avait essayé de supprimer tous les virus de l'hiver, comme certains vaccinologues rêvent de le faire, les enfants et la population dans son ensemble auraient été beaucoup plus vulnérables à l'arrivée du nouveau coronavirus.

C'est la preuve que la circulation naturelle de virus peu graves peut avoir une réelle utilité, et qu'il n'est jamais anodin d'essayer de les éliminer.

## 3. La seule réponse serait chimique : il faut créer des « anti »

Le problème est l'idéologie médicale actuelle, qui veut absolument supprimer tout ce qui cause des symptômes.

C'est tout le drame de la médecine moderne :

- Vous avez des douleurs d'estomac ? Prenez des « antiacides » !

---

8. https://www.sante-corps-esprit.com/moisissures/
9. https://dm5migu4zj3pb.cloudfront.net/manuscripts/143000/143380/cache/143380.1-20201116124146-covered-253bed37ca4c1ab43d105aefdf7b5536.pdf

Problème : si l'acidité de l'estomac peut être douloureuse quand elle remonte dans l'œsophage, le reflux n'est jamais causé par un estomac trop acide.
On s'attaque à l'effet, pas à la cause... et on enfonce les gens dans leur problème plutôt que de les en délivrer.

- Vous êtes dépressif ? Prenez des antidépresseurs !
Problème : la dépression est un phénomène très complexe qui n'a rien à voir avec un problème de « molécule manquante » dans votre cerveau.
Il est donc totalement *futile* de prétendre résoudre le problème des personnes dépressives avec une seule pilule (même naturelle !)... et sans surprise, les dernières études montrent l'inefficacité presque totale des antidépresseurs[10].
- Vous avez de la fièvre ? Prenez des anti-inflammatoires !
Ce qui est la pire chose à faire, car la fièvre, on l'a vu, est une réponse normale de l'organisme.

La bonne réponse, durable, n'est pas de prendre un « anti ».

Certes, *à très court terme*, et en cas d'urgence, certains de ces médicaments sont utiles.

Même les *antiacides* peuvent être utiles pendant trois ou quatre semaines maximum, le temps que la paroi de l'œsophage guérisse... et, bien sûr, les *anti-inflammatoires* peuvent soulager ponctuellement des douleurs accablantes.

Mais ce ne sont que des palliatifs, en cas de « crise », pas des réponses de fond.

Avec la crise du coronavirus, on n'a cessé de répéter que la seule réponse durable était de trouver un vaccin contre le coronavirus.

Mais le vaccin n'est la seule solution que pour ceux qui misent tout sur la chimie et ne veulent rien comprendre aux équilibres naturels.

---

10. https://www.sante-corps-esprit.com/antidepresseurs/

## nous proposent : nous séparer, nous vacciner
## eiller

Beaucoup d'infectiologues veulent *vous interdire* le « retour à la normale », tant que la totalité de la population n'a pas été vaccinée contre le coronavirus.

Il faudrait ne plus se voir, ne plus se toucher, se barricader pour une durée indéfinie.

C'est ce que demandait Bill Gates, l'un des hommes les plus influents au monde, et un des principaux financeurs de l'Organisation mondiale de la santé.

Selon lui, la seule solution pour stopper la pandémie était de « *rendre un vaccin accessible à la quasi-totalité de la planète* ». « *Nous devons fabriquer et distribuer sept milliards de doses de vaccin*[11] », avait-il précisé.

Mais avec ce genre de solutions, on arrive très vite aux *privations de liberté*.

Si les gens n'acceptent pas de se vacciner en masse, on finit par rendre les vaccins obligatoires, ou bien on commence à surveiller et sanctionner ceux qui s'y refusent, en les empêchant de voyager par exemple.

Il ne reste plus qu'à faire « avaler » toutes ces mesures à la population, contre ses protestations.

Voilà pourquoi cette idéologie va souvent de pair avec la *censure généralisée*.

La patronne de YouTube l'a expliqué clairement, dans une interview stupéfiante[12] :

> **Toute vidéo qui sera médicalement non fondée sera retirée, comme les personnes disant "prenez de la vitamine C contre le coronavirus". Tout ce qui va à l'encontre des recommandations de l'OMS serait une violation de notre politique et donc retiré.**

---

11. https://www.gatesnotes.com/Health/What-you-need-to-know-about-the-COVID-19-vaccine

12. https://www.businessinsider.fr/la-dg-de-youtube-veut-bannir-que-les-contenus-qui-vont-a-lencontre-des-recommandations-de-loms-184390

Faut-il rappeler que l'OMS vous disait en janvier que le coronavirus ne se transmet pas « d'homme à homme »... et en février que les masques ne servent à rien ?

Ce n'est pas un « hasard » si le gouvernement d'Emmanuel Macron a fait voter, en pleine crise du coronavirus, la loi Avia qui devait permettre la censure des réseaux sociaux. Sous prétexte de lutter contre la « haine », on cherche à lutter contre *les opinions dissidentes*.

Mais tout cela n'a rien d'inévitable. Au contraire, il est urgent de choisir un autre modèle, fondé sur l'humanité, la liberté et le bon sens écologique.

## Et si on essayait autre chose ?

Pour cela, il faut lutter contre la désinformation et tirer les *quatre vraies leçons* de cette crise :

### 1. Pour éviter les pandémies, faire de la nature une alliée, et non une ennemie

L'idée n'est pas de revenir à l'âge de pierre, ni de refuser le progrès technologique. Mais le progrès ne peut pas se faire *contre* les équilibres naturels.

Croyez-vous que les pandémies surviennent n'importe où, n'importe comment ? Pas du tout.

C'est presque toujours le *non-respect* des équilibres naturels qui cause les épidémies nouvelles.

La grippe porcine, par exemple, est liée aux conditions épouvantables d'élevage des cochons en Chine. Je ne reviens pas ici sur les véritables origines du coronavirus, mais il y a énormément de signaux qui montrent que cette pandémie n'est probablement pas 100 % « naturelle »[13].

13. https://lejournal.cnrs.fr/articles/la-question-de-lorigine-du-sars-cov-2-se-pose-serieusement

Répétons-le : les virus et bactéries existaient bien avant l'apparition des mammifères, et continueront de vivre bien longtemps après l'extinction de notre espèce.

La priorité est de *maintenir les équilibres naturels*... plutôt que se lancer dans des guerres illusoires pour éradiquer ces prétendus « ennemis invisibles ».

Je parle des équilibres écologiques, mais aussi des équilibres *internes* de notre organisme :

## 2. Compter sur les forces du corps humain avant tout

La crise actuelle a montré qu'il est illusoire et même dangereux de se concentrer sur la découverte de vaccins et traitements spécifiques, capables de tuer *chaque germe*, un à un.

L'exemple du vaccin contre la grippe est particulièrement éclairant. C'est parce qu'on a fait de ce vaccin contre la grippe *l'alpha et l'oméga* de la prévention contre les infections de l'hiver, que l'on s'est retrouvé fort dépourvu quand la crise du coronavirus est venue.

La vraie solution contre les infections hivernales est de *renforcer le système immunitaire en profondeur*, chaque année !

Avec une bonne alimentation, de l'activité physique, de la vitamine D, du zinc, etc.

Les solutions existent, et elles sont très efficaces. Mais si nous n'ouvrons pas les yeux, on va réussir à nous enfermer dans la peur panique des virus et autres microbes, et à nous convaincre que le salut ne peut venir que des solutions « high-tech » comme des vaccins généralisés.

Ce serait d'autant plus désastreux que les meilleures réponses, comme souvent, sont *dans la nature* :

## 3. Se soigner en priorité avec l'intelligence de la nature

Depuis des millions d'années, les êtres vivants ont cherché des moyens de « cohabiter » avec les microbes.

C'est pourquoi les substances créées par les plantes et autres êtres vivants sont généralement *plus efficaces* que ce que n'importe quel chimiste pourrait inventer en laboratoire avec les connaissances actuelles.

La meilleure preuve, ce sont les antibiotiques… qui sont des substances créées par des champignons et bactéries. « *Des solutions créées depuis des milliards d'années par des microbes qui se battent entre eux* », a expliqué le Pr Raoult.

C'est parce que les bactéries, les champignons et les plantes vivent avec les microbes depuis toujours qu'il faut s'intéresser à *leurs solutions*.

Leur grand avantage est que, contrairement aux solutions chimiques de synthèse, qui ont tendance à faire de gros dégâts sur leur passage, les solutions inventées par les plantes respectent davantage les équilibres de l'ADN, les équilibres de la vie.

Par exemple, lorsque le thym produit une substance antivirale, cette substance *cohabite à l'intérieur de ses propres cellules*, sans leur faire de mal… et c'est pour cela qu'elle a de bonnes chances d'être également compatible avec les cellules humaines.

Bien sûr, les plantes peuvent aussi produire des poisons pour l'être humain, mais c'est l'exception, et non la règle.

Il est donc incompréhensible de ne pas avoir testé sérieusement, dès le début de l'épidémie, des substances antivirales extrêmement prometteuses comme la quercétine, la plante *Artemisia annua*, ou encore les huiles essentielles de ravintsara ou de laurier noble.

Pourquoi cette omission, si ce n'est parce que la médecine moderne a été prise en otage par une idéologie favorable aux intérêts de Big Pharma ? Allons-nous continuer comme cela ?

## 4. Privilégier l'humanité, la liberté et la responsabilité

De même, enfermer les gens dans la psychose a été une terrible erreur.

Le confinement strict à domicile comportait *tous les ingrédients* d'un désastre pour le système immunitaire : le stress, les troubles du sommeil, l'isolement et l'absence de contacts humains, le manque d'activité physique et la malbouffe de réconfort.

*On ne pouvait pas faire pire*, pour le système immunitaire, que d'empêcher les gens de sortir marcher en pleine nature, de prendre le soleil (vitamine D) et de rencontrer d'autres personnes.

Allons-nous retenir la leçon ?

Allons-nous enfin comprendre qu'il faut s'intéresser à notre système immunitaire et à notre santé générale, plutôt que de tout miser sur les masques, les barrières et autres restrictions de liberté ?

Allons-nous nous enfermer dans *l'infantilisation* des populations et la *censure* des opinions dissidentes ?

Ou allons-nous au contraire encourager les gens à *prendre en main leur santé* et à s'exprimer en *toute liberté* ?

Dès le début de la crise, les autorités politiques et sanitaires ont diffusé des messages aberrants et mensongers :

- L'OMS a menti sur les débuts de l'épidémie pour protéger la Chine.
- Les responsables politiques français ont menti sur les masques pour se protéger eux-mêmes.
- Les autorités sanitaires françaises ont menti sur les (faux) dangers de la chloroquine, pour protéger les profits des labos.

Et c'est à eux qu'il faudrait faire confiance *aveuglément* ?

Et il faudrait censurer les réseaux sociaux, qui ont diffusé énormément d'informations *salvatrices*, comme de prendre de la vitamine D ?

Ce serait le monde à l'envers.

Il ne faut vraiment pas se tromper de voie.

Ce qui commence maintenant, post-crise, c'est le combat du siècle.

# OUVRAGES CITÉS


Borch-Jacobsen Mikkel (dir), *Big Pharma : une industrie toute-puissante qui joue avec notre santé*, Les Arènes, 2013.

Dalbergue Bernard et Barret Anne-Laure, *Omerta dans les labos pharmaceutiques*, J'ai Lu, 2014.

De Lorgeril Michel, *L'Horrible Vérité sur les médicaments anti-cholestérol*, Thierry Souccar éditions, 2015.

De Lorgeril Michel, *Introduction générale à la médecine des vaccins – À l'intention des familles et de leurs médecins*, coll. Vaccins & Société, éditions Chariot d'or, 2018.

Even Philippe, *Corruptions et crédulité en médecine : stop aux statines et autres dangers*, Cherche-Midi, 2015.

Gøtzsche Peter C., *Remèdes mortels et crime organisé. Comment l'industrie pharmaceutique a corrompu les services de santé*, éditions À propos, 2019.

Raoult Didier, *Épidémies : vrais dangers et fausses alertes*, Michel Lafon, 2020.

Simoncini Marc, *Une vie choisie*, Grasset, 2018.

Achevé d'imprimer en mai 2021
sur les presses de la Nouvelle Imprimerie Laballery
58500 Clamecy
Dépôt légal : mars 2021
N° d'impression : 104723

*Imprimé en France*

La Nouvelle Imprimerie Laballery est titulaire de la marque Imprim'Vert®

Composition : Soft Office